U0343282

现代**中医骨科**理论与临床应用研究

王　轩/著

吉林科学技术出版社

图书在版编目（CIP）数据

现代中医骨科理论与临床应用研究 / 王轩著. --长
春：吉林科学技术出版社，2020.10
ISBN 978-7-5578-7765-1

Ⅰ．①现… Ⅱ．①王… Ⅲ．①中医伤科学－诊疗
Ⅳ．①R274

中国版本图书馆 CIP 数据核字（2020）第 199781 号

XIANDAI ZHONGYI GUKE LILUN YU LINCHUANG YINGYONG YANJIU
现代中医骨科理论与临床应用研究

著　王　轩
出 版 人　李　梁
责任编辑　隋云平
封面设计　马静静
制　　版　北京亚吉飞数码科技有限公司
开　　本　710mm×1000mm　1/16
字　　数　168 千字
印　　张　13
印　　数　1—5 000 册
版　　次　2021 年 6 月第 1 版
印　　次　2021 年 6 月第 1 次印刷

出　　版　吉林科学技术出版社
发　　行　吉林科学技术出版社
地　　址　长春市人民大街 4646 号
邮　　编　130021
发行部传真/电话　0431－85635176　85651759　85635177
　　　　　　　　　　　　85651628　85652585
储运部电话　0431－86059116
编辑部电话　0431－85635186
网　　址　www.jlsycbs.net
印　　刷　三河市铭浩彩色印装有限公司

书　　号　ISBN 978-7-5578-7765-1
定　　价　75.00 元

前　言

人类已进入 21 世纪,医学与其他学科一样迅猛发展。我国骨伤科工作者们坚持走中西医结合之路,勇于探索,勇于实践,在骨伤科临床医学领域的许多方面均取得了创新性的成果,使我国骨伤科学在当今世界医学之林中占有重要的地位。

中医骨科学的历史,是在实践中不断总结、创新、发展的历史。近 50 年来,在党的中医政策指导下,中医骨科学得到了不断的充实、提高和发展。随着科学技术的进步及交通事业的发展,加之中国社会人口逐渐老龄化,骨伤疾病的发病率呈逐年增长趋势,老年性骨伤疾病和慢性骨伤病也越来越多,如股骨头坏死、老年性骨性关节病等。这些都对中医骨科学提出了更高的要求。在现代高新科学技术不断提高的今天,中医骨科的诊疗水平也在不断的提高。特别是近 20 年来,中医基础理论和临床研究发展迅速,取得了举世瞩目的成就,新观点、新疗法、新方药层出不穷,解决了一部分骨科难题,展示了中医药治疗疾病的优势。

骨科临床医务人员必须与时俱进,不断充实自己,运用更多更新的医学诊断与治疗手段和方法,更好地帮助患者摆脱骨伤病困扰。为了让这些科技成果融会于中医骨科中去,需要加以总结,以便更好地应用于临床,服务于患者。因此,笔者撰写了这本《现代中医骨科理论与临床应用研究》,本书从传统的基本理论到现代中医骨科诊疗方法,立足于自己的临床资料,广泛参阅国内外的最新文献,博采众家之长,以便于广大临床同仁们更新知识,交流信息,共同提高,更好地为人民健康服务。

全书共分六章,第一章为中医骨科的现代研究,主要阐述了骨科的现代研究及其进展，中医骨科的起源及发展研究，中医骨伤科科学理论体系的形成和中医骨科与西医结合协同研究；第二章为中医骨科的理论与方法基础，主要阐述了骨的发生和正常结构，骨的生物力学研究，望、闻、问、切的诊断方法，骨科的辅助检查以及危急重症的急救技术；第三章至第六章分别具体阐述了骨折损伤、脱位、筋伤和骨病的病因病机、诊断、常见部位的具体临床治疗等。

本书参考了国内外相关新理论、新知识、新方法和新技术，以最新内容进行撰写，并结合教学和临床实践经验，周密策划，精心设计，既有深厚的理论水准又有很强的实践指导作用，同时还兼顾到不同学科的系统逻辑性。本书图文并茂，层次分明，描述清楚，实用性强，重点突出地介绍了骨折损伤、脱位、筋伤和骨病的诊断思路及治疗方法。

中医骨科涉及的知识面广，处理的病情又复杂多变，应用的技术和手段也发展迅速，由于我们的认识和经验有限，难免存在不足之处，望同仁及广大读者予以批评指正。本书的撰写得益于相关借鉴书籍及作者的启发、帮助，得益于相关出版行业领导、项目编辑、责任编辑的热心支持、鼓励帮助与不厌其烦的修改校对。没有上述的专业建议指导、宽容理解及敬业奉献，就没有该书的出版问世。在此一并表示衷心感谢和敬意。谢谢！

作　者
2020 年 4 月

目　录

第一章　中医骨科的现代研究

　　现代科学技术的发展推动骨科领域的研究及其进展,并在形态学、分子生物学、生物力学、材料学和器械仪器学,以及药物学等方面取得了重大进展,从而产生了许多新理论,新思维和新疗法,使得许多传统的理论概念得到更新,把临床的诊疗工作提高到一个新的水平。

第一节　骨科的现代研究及其进展

一、基础研究及其进展

(一)骨折愈合的研究

　　骨折愈合是骨科的基本问题,包括创伤骨折和矫形及骨病手术后骨损伤的修复。骨折愈合的生物学研究,已经从细胞学水平进展到分子生物学和基因表达的阶段;并与骨折局部的力学环境密切相关。二者支配着骨折愈合的模式、速度和质量。已知骨祖细胞谱系包括未分化的介充质细胞以及休止状态的血管周细胞、毛细血管的内皮和外皮细胞、骨外膜和内膜下的成骨前细胞、成纤维细胞和骨髓干细胞等,通过成骨诱导和成骨传导作用形成新骨和矿物化。再由新骨修复骨折缺损区使骨折接连,参与骨折修复活动的骨诱导物质是生长因子和内泌素,有几十种。在它们之间又有相互介导、调节和抑制作用,生物化学变化极其复杂,并有剂量的二重性,不是某一物质单独作用的结果。新生的成骨细胞谱系对生长因子和内泌素也有自泌作用,而且贯穿在骨折愈合的始终。骨传导物质包括骨折区的有机质、胶原、羟基磷灰石以及来自血浆的纤维素等都是占支配地位的原型骨传导物质。新生的成骨细胞沿这些物质的表面向骨折区生长,沉积和排列在骨折裂隙三维空间中形成新骨矿物化,使骨折接连。骨传导物质不仅为新骨形成提供成骨微环境;而且也有趋化作用,促使新生细胞发生趋化性分化。这些对新骨形成是很重要的,否则,这些增殖的细胞就向癫痕化方向发展。骨折修复细胞上有力的受体,对骨折区的力学环境很敏感。骨折区有适应性的动力应变压存在,就能刺激修复细胞旺盛增殖及其分泌和合成功能,以及促进毛细血管生长等。所以新骨形成多,骨折愈合快。骨折常常以自然愈合的模式进行。如骨折被坚固的固定,骨折段只产生静力性膨胀压,没有动力性应变压存在,对骨的诱导物质和诱导作用以及修复细胞的增殖是抑制作用,故新骨形成少、骨折愈合慢。骨折常常是以一期愈合的模式进行。

这些研究对临床启示是:有可能在不久的将来引导出治疗骨折的新概念和新方法,如人工合成 DNA 或改进骨折固定方法等来促进骨折愈合。骨不连、骨缺损或骨折延迟愈合常表示有病理分子生物学的因素存在,以及局部力学环境不适宜。治疗的新概念是加强骨折区的骨诱导作用和骨传导作用,加强骨折的固定强度才能获得成功。

至于骨诱导物质是怎样启动细胞分化、增殖的,机制是什么?骨诱导物质相互间是怎样介导、调节的,机制是什么?骨折愈合进程中骨折段最适宜的力学参数是什么?这些问题仍不清楚,有待进一步探索。

(二)生物力学的研究

生物力学对人体运动系统的研究,已由负荷状备下的重力应变和动力应变的骨关节运动(包括脊柱),进展到骨细胞的形变量及其合成和分泌功能,弥补了单纯用杠杆力学研究的不足。过去对骨关节运动的力学研究主要是以杠杆力学为基础的。现代骨关节生物力学的研究基本上阐明了下列概念。

(1)坚质骨、松质骨、关节软骨及韧带物理性能的研究,为临床提供了参考的参数。

(2)骨的能量储存和能量释放与骨结构及其质量和受外力大小、速度密切相关,为创伤骨折及其类型、损伤程度提供力学机制。

(3)骨折修复的生物学反应与骨折局部力学环境的相关性研究指出:骨折即时抗机械力的强度为零,随着骨折修复进程局部的刚度、强度逐渐加大,由最先骨折端的血管肉芽组织(延伸率为100%)、骨样组织、网织骨过渡到皮质骨的强度和刚度(皮质骨的延伸率为2%)。

骨折固定的强度和刚度应与骨折修复进程中的刚度、强度变化相适应,即骨折早期固定要坚固,随着骨折修复进程的刚度和强度逐渐增强,与其相适应地逐渐降低骨折固定的强度和刚度,才有利于骨折的修复和塑型,为骨折内固定的研究提供了力学基础。

(4)人体骨骼是形状不规则的惯体。骨施加的任何压应力,均能同时分解出若干剪应力并作用于骨折段上,发生骨的内应变。骨折修复进程中接受适应动力应变,新生骨痂一开始即按着外力的方向生长和排列,有利于骨折愈合后对抗来自各个方向的外力。加压固定只能增加骨折端的稳定性,不能促进或刺激骨折修复。骨细胞的最大形变量占细胞体积的3%。若加压过大,可促使骨细胞坏死。

(5)临床和动物实验证实:骨折段上接受适应性的动力应变能刺激修复细胞旺盛增殖与分化,促进分泌骨生长因子和内泌素,以及毛细血管生长,对骨折愈合有利。

(6)任何附加在骨上的内固定物均能产生骨的共载负荷,影响骨的刚度和强度。所以骨折愈合坚固后要尽早拔除内固定物。

（三）骨质疏松的研究

骨质疏松是指骨的有机质和矿物量都减少，骨的刚度、强度减弱，骨的质量下降。骨质疏松除外肾脏和内分泌系统疾病，以及钙营养不良后，单纯老年期的骨质疏松与性激素衰退和废用性骨萎缩密切相关。雌性激素和男性激素除性器官合成外；人体内许多组织细胞均能合成和分泌，并与力的受体有关。女性的雌激素衰退较男性早而重，故女性的骨质疏松也较男性发生早而重。老年骨质疏松的风险主要是易发生骨折，尤其是髋骨骨折并发症多，常威胁生命。

钙元素是人体内的微量元素，对维持机体细胞生理，以及中枢神经系统、心脏、胃肠道、肌肉的生理功能有重要作用。血液中的钙元素依靠肾脏和内分泌系统调节平衡，使其不发生高钙血症或低钙血症以维持人体正常功能骨是人体内的钙储存库，骨钙的储存与释放受血中钙离子浓度调节，它与血液中的钙离子浓度保持着动态平衡。此外，骨钙的储存也与骨经常保持负荷量有关。如长期卧床休养的病人，骨钙储存也随着逐渐减少。职业运动员和重体力劳动者的骨钙储存量多，骨质坚固。反之，长期从事办公室工作者的运动量少，相对地骨钙储存量较前者少，骨的坚固程度也不及前者。所以，劳动和运动作用于骨的负荷量，对骨钙的储存也有调节作用。由此说明骨钙储存是一个动态平衡，随着功能需要而增加，不需要时就减少，是非常讲究经济学的。

（四）形态学、免疫学和基因工程的研究

自从电子显微镜应用于组织细胞超显微结构的研究，对组织形态有了进一步的了解，也修改了过去在形态上的许多概念。免疫学的研究推动了预防医学和异体组织器官移植的进展。组化及免疫组化技术的应用，提高了分子生物学的进一步研究和应用，也提高了临床诊断的准确性。目前已证实很多疾病与基因遗传密切相关。

新近克隆技术的进展,如克隆羊、克隆猪、克隆牛的研究成功,又给人类医学创造了新篇章,进入了又一个新的里程碑。这些新技术、新发现均对老年医学(包括骨科)将产生深远的影响。

(五)中医肾主骨研究

中医"肾主骨"理论,渊源于中医经典巨著《黄帝内经》中对肾的认识。中医学中"肾"的含义广泛,它包括了现代医学中肾脏的大部分功能,也包括了其他器官的部分功能,涉及现代医学的骨代谢、能量代谢、水盐代谢、神经体液调节等。其中与骨代谢有关的有垂体的某些促激素、甲状腺、甲状旁腺、肾上腺、性腺激素等及内分泌腺以外的有关激素。而下丘脑—垂体—性腺轴与骨组织的正常状态有密切关系,性腺系统对骨骼的生长、代谢活动又具有重要的作用,这种作用的机制构成了"肾主骨"功能的主要内容。

二、临床研究及其进展

人体金属植入物、人工关节、显微外科、抗生素及抗结核药物、水杨酸抗风湿药物的发现和应用,被誉为现代骨科进展的五大里程碑。这些里程碑的发现和应用均在 20 世纪 60 年代,之前随后进一步的深化发展,推动了现代骨科临床工作的进展,尤其是老年。此外,近 20 年内医疗器械和仪器学的发展日新月异,突飞猛进,如 CT、MRI、分子生物学技术等对推动骨科诊疗的现代化均有重大意义。

(一)金属植入物的研究及其进展

20 世纪的 30 年代不锈钢和钴钮合金问世,以及 60 年代的钛和钛合金问世,从而开创了金属材料植入人体的新纪元,促进了骨科内固定材料和内固定技术的发展。它促进了骨折愈合,并能达到无痛下早期活动关节进行功能锻炼,以及早期使用伤肢。骨折愈合后基本上能保持骨的几何形状及其结构和生物力学,功能康复满意。尤其对老年下肢骨折的治疗,能达到早期离床活动,减少了并发症和死亡率。

(二)人工关节的研究及其进展

人工髋关节置换最适合老年期应用。自 20 世纪 50 年代 CHARLEY 开创应用以来,已被广泛应用于临床,现今估计全世界每年至少有 50～60 万例的速度进展、数量惊人。并对胶体的材料学、几何形状及生物力学,以及器械学和假体固定方法的研究取得了重大进展。如不锈钢、钴铬合金、钛铝钒合金、低摩擦度假体、微孔型假体和珍珠面假体,超高分子聚乙烯白杯等。骨水泥的黏固技术已经发展到第三代。生物性永久固定技术也已用于临床 20 多年,并已达到可以评估的时间。

与此同时也开展其他关节置换和人工骨的研究,但不及人工髋关节应用普遍,数量少。人工关节置换术,关节组合面因滚动摩擦产生的磨损微粒,能发生组织的单核巨噬细胞异物反应—肉芽肿,仍是现今没有解决的问题,有待进一步探索。

(三)显微外科技术的研究及其进展

20 世纪 60 年代中国学者陈中伟首次报道国际第一例断肢再植获得成功后,推动国际显微外科技术的发展,并促进了人体应用解剖学的研究和再利用,推动了各种组织器官移植术和修复术,包括自体移植和异体移植,以及神经显微技术修复术等均获得空前的成效。

(四)抗生素和抗结核药物的研究及其进展

临床各种细菌性感染和结核菌感染在 20 世纪 50 年代前是无特效药治疗的,死亡率很高。据新近估计,18 世纪人类平均寿命为 25 岁,至 1990 年增至 50 岁,现在已增加到 75 岁。寿命短的原因及因素很多,其中死于细菌性和结核菌感染也是重大因素。自青霉素问世以来,抗生素的研究及其发展很快,目前约有几十种不同效应的抗生素问世,使得化脓性细菌性感染显著下降。自链霉素问世后又相继发明了异烟耕、对氨基水杨酸钠、氨硫脲、利福平、乙氨丁醇等抗结核药物,对控制结核菌的感染和治疗有特效药,从而也降低了结核病的发生率和死亡率。

目前化脓性细菌和结核菌多数已产生抗药性和耐药性,这是目前迫待研究的问题。

(五)抗风湿药物的研究及其进展

风湿病是老年常见的疾病。退变性骨关节病可以产生自家免疫反应,现世划为风湿病的范畴。自从水杨酸制剂问世以来,已有百年历史,至今它仍然是抗风湿病的第一线药物。此药剂能抗风湿病,是因为它能抑制前列腺 E 的合成。前列腺素 E 是免疫炎症和无菌性炎症的介导者,又是末梢疼痛的介导者所以水杨酸制剂能治疗免疫性炎证和无菌性炎证,又能起到止痛作用;但不能完全根治免疫性炎症。这类药物目前研究已有几十种,如芬必得、扶他林……但阿司匹林的疗效仍然有其优越性。

(六)骨肿瘤的治疗

老年期恶性肿瘤多,虽然药代动力学和细胞增殖周期动力学的研究和应用,提高了抗癌药物的疗效;Ennikina 提出了骨肿瘤外科治疗的分类、分期和分度提高局部根治性切除率,减少了复发;但没有根本解决问题。所以恶性骨肿瘤的治疗,至今仍无突破性进展,有待研究。

(七)器械学和仪器学的进展

现代科学使得骨科器械及仪器日新月异地进展,应用电脑自动化控制的程度越来越高。应用于骨关节系统的仪器有代表性的是 CT、MRI。它能显示各层组织清晰的对比度,优于普通 X 线检查和介导造影技术,但仍不能代替 X 线检查。能显示细胞水平的 CT、MRI 以及其他仪器,还有待进一步研究。

第二节　中医骨伤科科学理论体系的形成

中医骨伤科学是以中医理论为主来研究防治皮肉、筋骨、气血、脏腑经络损伤疾病的科学。由于历史和地域的不同,有称伤骨科或伤科者,亦曾称过折疡、金疡、金镞、接骨、正骨等。随着现代科学技术和医学科学的不断发展,中医骨伤科逐渐形成一门独立的学科。

中国是世界文明最早发达的国家之一。我们的祖先在生活和生产劳动中,不但要同自然灾害相抗争,还要同虫蛇猛兽相斗争。经过长期的反复实践,逐渐摸索总结出一些疗伤愈疾的方法、手法和药物等,如临床常用的熨法和灸法,以及受伤后用植物的叶、茎、根或全草涂裹等。

近代考古发现,在很早以前就有了治病的工具,如砭石、荆棘刺等。《山海经东山经》:"高氏之山,其上多玉,其下多箴石。"缓许慎的《说文解字》说:"砭,以石刺病也。"砭,即指箴石而言。

商周时代(约公元前 16 世纪～公元前 256 年),《周礼》卷九中把医生分为食医、疾医、疡医、兽医 4 类,并论述了各自的分工范围。

春秋战国时期,出现了"诸子蜂起,百家争鸣"的局面,《庄子》《荀子》《老子》《墨子》等著作中都记载了疗伤治病的方法。最具代表性的医学专著《内经》就是这个时期完成的,是我国现存最早的一部医学典籍,既是中医理论基础,也是中医骨伤理论的渊源。《内经》中有肝主筋、肾主骨、脾主肌肉等理论。《灵枢缪刺论》说:"骨为干,脉为营,筋为刚,肉为墙,皮肤坚,毛发长。"

秦、汉、三国时期出现的现存重要医著《难经》《神农本草经》等都对折伤的防治有重要论述,记载了导引、吐纳、膏摩等手法。其间最著名的医学家华佗,创造了"五禽戏"等体育疗法,流传至今,经久不衰。

魏、晋、南北朝时,有葛洪的《肘后救卒方》。

隋、唐时期,有巢元方等著的《诸病源候论》,孙思邈的《备急千金要方》,王焘的《外台秘要》及蔺道人的《仙授理伤续断秘方》等书,都对金疮、伤筋、骨断的治疗加以论述。尤其是蔺道人的《仙授理伤续断秘方》,对骨伤科疾病的病因、病机、治疗原则及方法,都有详细原则论述。它是我国现存的第一部骨伤科专著,其提出的理论在当今临床上仍广泛应用。

宋、金、元时期,对骨伤学贡献较大的有危亦林著的《世医得效方》,李仲南的《永类铃方》。其将损伤后的用药分为三期,即初期用活血化瘀法,中期用养血舒筋法,后期用培补肝肾法,这些理论均对今后临床用药奠定了基础。

明、清时代,有朱橚的《普济方》,异远真人的《跌损妙方》,以及吴谦的《医宗金鉴》等书。其中《医宗金鉴正骨心法要旨》,总结了清代以前的骨伤经验,对人体生理、解剖及内、外治法方药论述最详,注重临床实用,图文并茂,对骨伤科的发展起到了推动作用。

新中国成立后,在党和政府的大力倡导下,中医事业得到前所未有的继承和发展。除了以往的师授家传式方法继续发掘继承外,在1956年,分别在各省、市成立了中医学院(校),聘请各地著名中医骨伤专家到院校讲学授课,使中医这一祖国医学理论知识得到了系统整理提高,祖国医学的瑰宝得以继承和发扬。尤其是近年来,全国各地中医院校开设了骨伤专业或骨伤系,卫生部和教育部组织编写了中医骨伤系列教材,对中医骨伤事业的发展作出了巨大贡献。

第三节　中医骨科与西医结合协同研究

1965年10月30日,卫生部在天津召开了首次中医中药研究成果鉴定会,通过了天津人民医院的中西医结合治疗骨折的理论和方法的科学鉴定。会议肯定了这是一项意义重大的中医研究成果，值得在全国逐步推广应用。获这一重大成果的项目带头人就是我国著名的骨伤专家尚天裕。

随着中西医结合骨折治疗的进展，推动了骨折机制的研究，上海伤科研究所根据中医"活血化淤""肾主骨"的理论，应用同位素磷（P2）进行了示踪观察；并用动物实验（生化测定、摘除动物睾丸等）来探讨肾上腺皮质和性腺等内分泌对骨折愈合的影响；又以辨证论治的观点探讨理气药物中的枸橼酸对骨折愈合的影响和作用。

20世纪以后，中医骨伤科已进入崭新的发展时期。中西医结合骨折治疗广泛开展，在骨科领域内，不仅治疗方法多种多样，而且治疗原则和学术思想也有不同程度的改变。对骨折、脱位、椎间盘突出、关节错位、软组织损伤、骨关节退行性病变等推拿正骨的手法引起了重视，改变了骨干骨折固定上下关节的做法，增加了早期功能活动的机会，对固定与活动，即"动静结合"这个学术概念，有了进一步的理解，这对骨折治疗有着重要的实际意义。使临床医师在处理骨折时，有鲜明的概念，认为绝大多数的闭合性长管骨骨折通过非手术疗法，均可获得满意的疗效。

随着生物力学的研究不断深入发展，为骨伤科的现代治疗提供了许多新鲜和成功的经验，骨折外固定的应用和发展可以说明这一点。医学生物力学是诊断学、外科学、修复学、骨科学和康复学的理论基础，为骨科疾病的预防及诊治，进行内外固定、骨移植、矫形、控制骨生长、促进骨愈合，以及假体的研制及应用等提供理论依据。

近年来，在中西医结合治疗骨折的基础上，从生物力学角度提出促进骨折愈合的动静结合理论，最近的观察指出，一定的活动量和骨折愈合并不矛盾，有轻微活动的骨折固定其周围骨痂比强制动时产生的更多。小夹板固定的局部生物力学研究，多年来不断探索和改进，创建了我国独特骨伤治疗方法。另外，新型外固定器如平衡牵引架治疗股骨干骨折、跟骨靴及弹性踏轮治疗跟骨骨折等。

随着生物力学在骨伤科领域的应用和深入研究,传感器测试技术已成为临床研究的重要手段,可在小夹板和外固定器的生物力学测试中起到研究作用,用以测试小夹板和外固定器的各种力学数据,对于中西医结合治疗骨折的生物力学认识及临床应用提供了宝贵资料。

生物力学研究在脊柱方面也有很大的进步,脊柱运动不是简单的伸屈和侧屈,而是在三维空间里有六个自由度的活动。在 Y 轴上的伸、缩、旋转,在 X 轴上的屈、伸、侧移,在 Z 轴上的侧屈,前后移位及三轴间综合运动的过渡等。这一理论为现代生物力学研究的指导原则,分别讨论了脊柱、椎间盘、脊髓、小关节及韧带的生物力学,明确阐述了损伤理论,从生物力学角度提出了三柱理论,且强调中柱在脊柱中起重要作用,椎弓根解问题位置就决定了它具有两大生物力学功能,控制脊柱运动以及将力传递到前部椎体,从而研究出椎弓螺钉内固定有很大握持力,可以有效地控制整个椎体,具有三维固定和矫形的功能。

中医骨内科学的基础论著有不少记载,把骨科分成"骨内科"和"骨外科"这一新的医学模式,是骨科医学近年来研究的新课题。(我国骨科专家曹建中 1994 年在国内首先提出把骨科分成骨外科和骨内科这一新的医学模式)开展这一医学领域的研究,是我国骨科医学的一种新开拓,它将为人类健康事业做出新的贡献。近 100 多年来,西医骨科在现代科学的基础上迅速发展,并传入中国。西医骨科主要包括骨伤与骨病两大类。现代科学知识和先进技术,不仅丰富和发展了中医骨内科学,而且也使我国在防治骨内科疾病方面取得了显著的成绩。

据有关资料统计,骨科疾病有 270 多种,其中有 70％的疾病是不需要手术治疗,如腰椎间盘脱出症化学物质对神经根刺激所产生的疼痛,妇女更年期骨关节病等等,都是通过骨内科治疗是可以临床治愈和治愈的。

生命在于运动,运动医学渊源久远,在我国用运动治病的历史可追溯到史前时代。《吕氏春秋本生篇》描述："出则从车，入则以辇（当时的一种轿），务以自供（自己求舒适而失去运动机会），命之曰招厥（四肢痹蹶）之机"。公元前150年左右罗马有为角斗士治伤的体育医生。但现代运动医学只是在20世纪30年代才正式成立。世界大战后现代奥林匹克运动会恢复和现代医学科学的进步促进了运动医学的发展，逐渐成为一门完整、独立的医学学科。国际运动医学会联合会成立于1928年，50年代以来很多国家建立了运动医学中心和研究所，很多医科院校也开展了运动医学的科学研究。70年代以后（1978）中国运动医学会成立，近30年来，我国运动医学已成为一门独立学科。

现代医学认为，运动可通过神经内分泌的调节机能影响机体的钙代谢平衡，运动对骨形成提供充分的矿物营养素，使局部及全身的骨矿含量增加，使绝经后妇女血中的雌激素浓度轻度增加。由于雌激素的增加，骨组织对甲状旁腺素（PTH）的感受性降低，减弱了破骨细胞的活动，引起血中钙吸收及骨组织以外的骨组织再利用。

另外，长期适宜的运动可以降低胰岛素水平，提高血中胰高血糖素、儿茶酚胺及促进，甲状腺素水平，从而增加骨矿含量。总之，中医骨伤科学并非是一门单纯的人体科学，它的传统医学的研究，结合现代医学高科技的发展，高度地综合和运用与人体有关的各门自然科学和社会科学。把中医的生理、病理、病因、病机和诊治药物以及现代高科技手段的方法有机结合起来，用现代的科学手段去分析、去验证这些内容的实质，这是历史赋予的光荣而艰巨的任务。

中医康复医学是骨伤科医学中的重要组成部分，也是全面系统研究中医康复治疗方法的一门新兴学科。中医康复与理疗有着悠久的历史，起源于先秦时期（公元前21世纪）。最早在商周时代《汤液经》书中有关于饮食对医疗与康复疾病的论述。中医古籍中康复医学专著很少，有关康复医学的理论、方法散记于各种医书中，康复医学的历史也可追溯到西周时代，在医学发展长河中,在历代医家的努力下,康复医学也同其他医学一样充实和发展,如针灸、气功、按摩、手法、导引、医疗体育、药物、食疗与心理治疗康复方法,为中华民族的繁荣昌盛做出了卓越的贡献。

康复医学必须与治疗医学密切配合,才能取得更佳的效果,因此必须注重病理与功能,诊断与临床、检验与治疗等;除此以外还需注意动与静,病体部位与时间性,必须消除长期卧床休息的不良后果,最终目的是以功能康复。然而,康复与理疗医学涉及领域广泛,与临床医学、预防医学、社会心理学、老年医学、物理医学、整形学、护理学、伦理学、中药理疗、假肢学、体育医疗等学科关系密切。中医康复学是通过诸多康复手段,使患者形体伤残与精神操作方面,进行全方位系统的医疗,以期达到最大限度的康复理疗目的。

物理治疗学(简称理疗学)是研究利用各种疾病以及促进康复的科学。在物理因子作用下,机体通过神经反射和体液途径动员自身的功能达到预防、治疗和康复的目的。物理疗法是我国劳动人民在与自然与疾病作斗争过程中逐渐形成和发展起来的。早在400年以前的新石器时期,太柔就发明了砭石(或称黄帝创制九针),用以治疗疾病,并以治疗疾病,并有实物和甲骨文记载。最早的中医理论经典著作《内经素问》在论述痿痹、麻木、肌肉牵缩病症的治疗时,重视应用针灸,导引(体操、气功、自我按摩),按摩,熨(热疗)等进行功能的康复。汉代(公元前206~公元220年)我国人民广泛应用针灸和导引治疗疾病。公元2~3世纪初张仲景在其所著之《伤寒论》中,对水疗法更有进一步的阐述。还有关于温泉的应用亦有四千年历史。古书《山海经》内便有温泉的记载,距今2000年前的东汉华伦就已提到温泉治病,汉代天文学家张衡所著《温泉赋》中也有“疾病分,温泉泊分”的词句。约在公元200年《卒氏三秦记》一书中,载有陕西的骊山温泉。明代李时珍(1518~1593年)在《本草纲目》中,对我国许多矿泉作了系统的记载,并将之分为冷泉、热泉、甘泉、酸泉、苦泉等。

中医骨科临床应用的物理因子包括自然界的、人工的两类。

自然界物理因子有扩泉、气候、日光、空气、沙滩、海水等；人工的物理因子有电、光、声、磁、温热、冷冻、运动及传统医学的针灸、手法、按摩等。

物理疗法在骨伤科中的治疗应用很广泛，各种创伤、慢性损伤、骨与关节疾病、先天性畸形及骨结核等均可根据其不同性质和阶段施用适宜的物理疗法，同时结合临床综合治疗能力取得更好的效果。但由于骨伤疾病复杂多变，可施用的物理因素及其治疗方法繁多。因此，要求理疗工作者必须掌握各种物理因素的作用、性能及对机体的治疗作用，同时还必须具有一定的骨科基础知识及观察分析能力，而且还能在遵循骨伤处理原则的前提下，熟练地施用适合的物理治疗，及时、正确地解决骨伤理疗过程中遇到的各种问题。

近年来，骨科医学技术已取得了前所未有的发展；对骨科疾病的认识及手术基础理论的提高，手术技术的改进、医疗器械的创新、骨折内外置物的发展，为中西医结合治疗骨折增添了新的内容，临床治疗效果获得了极大的提高。

骨科中西医结合，由于国际学术创新的频繁和深入，在骨科领域内，不仅治疗方法多种多样，而且治疗原则和学术思想也有不同程度的改变，有的科研项目已达到国内和国际先进水平；多少年来，我国骨科同仁一如既往的努力进取，始终与新技术的发展保持同步，不断吸收国内外新技术，并不断创新，呈现出欣欣向荣的新气象。

第二章　中医骨科的理论与方法基础

中医骨伤科学是中医学的重要组成部分,不仅遵循中医学传统的诊断方法,即望、闻、问、切四诊,进行临床检查,还要进行局部的摸诊、运动及测量等专科检查,此外,为了得出更明确的诊断还要结合影像学和实验室检查等方法。这样才能全面而系统地了解病情,做出正确的判断。

第一节　骨的发生和正常结构

一、骨的发生

骨组织是一种复杂的结缔组织,由骨细胞和细胞间质组成。骨骼起源于中胚层的间充质细胞,骨的发育包括骨化与生长。骨化有两种形式,即膜骨成骨与软骨内成骨,但不论哪一种形式都是间充质细胞分化为成骨细胞。然后骨细胞形成骨纤维和有机基质。骨盐沉积变为骨质。

(一)膜内成骨

骨组织由结缔组织直接形成。间充质首先凝缩成一个结实的结缔组织膜。间充质细胞在膜内的一个或几个区域中衍变成骨细胞,产生针状的骨样组织并钙化形成骨中心。随着骨化中心的扩大,这些针状骨质(骨小梁)逐渐增粗变厚,并相互衔接向四周伸展,形成海绵状骨,即松质骨。在骨的生长发育过程中,位于骨小梁外围的部分骨母细胞被埋没于其基质中成为骨细胞。

在结缔组织膜以外的间充质集合成为骨膜,骨膜内层的骨母细胞同样分泌骨样组织,经钙化后形成骨小梁。这些骨小梁逐渐形成密质骨,即骨板。松质骨(即海绵状骨)和骨板构成扁骨。人体头颅、颜面骨都是经膜内化骨而形成的。从组织胚胎发生来说,膜内化骨的过程比软骨内化骨简单,因此,在临床上形成病变的可能性远较软骨内化骨少,且也不那样复杂。

(二)软骨内成骨

人体大部分骨骼均由软骨内骨化形成。以长骨为例,胎儿时中胚层演变而来的间充质细胞,先凝缩成一块软骨,继之在软骨中部出现钙盐沉着而转变为骨组织,这个骨死的起点叫第一次骨化中心或原发骨化核。同时,软骨周围的软骨膜开始产生成骨细胞,形成一层薄的环状骨板,即早期的骨皮质、与原发骨化核在一起。其周围的软骨膜转变为骨膜。

骨化中心随胎儿发育向周围及两端增粗、伸展,其中央部分吸收形成骨髓腔。人体诸骨一次骨化中心,多半在胎儿时已形成,其两端未骨化的软骨部分称为骨骺。骨化中心与两端软骨连接的地方,是骨生长最为活跃,亦是软骨内骨化时最先有钙盐沉着的部位,称为先期钙化带。

骨骺的软骨内绝大多数在出生后才出现骨化,称第二次骨化中心。出生时一般只有股骨下端、胫骨上端及肱骨头骨骺出现骨化。随着年龄的增长,骨骺由小逐渐增大,并将骨骺软骨分成两个部分,近关节面者称轮骨板,最后发展成关节软骨,终生存在;近骨骺端者形成骨骺盘(骨骺板),在 X 线片上呈一条透亮带,称骨骺线。骨干两端与骨骺连接区,称干骺端,约在 18～25 岁时,全身骨骺发育停止,骨骺板亦完全骨化,使第一、二次骨化中心愈合,在骺板区常残留一条不完整的致密线。第二次骨化中心的出现及骨骼的愈合,大都有一定的时序,但亦有不少差异,四肢骨骺骨化中心的出现与愈合时间,也有不少差异。在骨生长发育期,除骨干的长度和宽度不断增长外,同时还进行着骨成型作用,以塑成最后的外型轮廓,管状骨末端一般总是比中段宽大,自骨端向骨中段,骨横径总是进行性地向心性收缩,这种过程称为骨成型或骨收缩。若骨成型不足则骨端与骨干交叉的凹陷变浅、变平,甚至凸出使骨呈杵状。凡是影响骨生长的疾病,如软骨营养不良或石骨症等均可发生,相反,若骨成型过渡,则骨端特别宽大。

胚胎发育晚期,各骨骺中央部位出现次级骨化中心,即使在同一骨中各骨化中心的发育也有先后。次级骨化中心与初级骨化中心的不同之处在于,前者呈放射状生长而非纵向生长。此外,因关节软骨无软骨膜覆盖,故此处无骨骺形成。当次级骨化中心发生的骨组织占据整个骨骺时,仅两处有软骨残留。关节软骨保持终生,不参与骨的形成。骺软骨,又称骺板,为骨骺与骨干连接部位。随着骺板软骨的生长,其软骨成分不断被主要由骨干骨化中心形成的新生骨基质取代,骺板停止生长后骨的纵向生长随之终止。

(三)骨的生长和改建

骨的生长包括原有骨组织的部分吸收和新骨沉积,二者同时进行,这样骨在生长过程中得以保持其原有形状。在骨的发生过程中,随着骨的生长和增粗,骨的形状需要经过不断改建,才能适应身体的需要。最初形成的原始骨小梁,纤维排列紊乱,含骨细胞较多,支持性能较差。经过不断改建,骨小梁依照张力和应力线排列,具有整齐的骨板,骨单位也增多,以适应机体的运动和负重。著名的 Wolff 定律(1899 年)说明骨的动力性质:"骨的形成和改建按照应力而改变"。扁骨如颅骨的生长主要是靠位于骨缝之间和骨外表面的骨外膜产生骨组织,同时其内面发生骨吸收。由于骨组织可塑性强,颅骨可随脑的生长而增大。长骨的生长过程较复杂。骨骺内软骨的放射性生长使其体积不断增大,继而发生软骨内成骨,故骨骺松质骨部分得以增大。由于骨骺生长速度快于骨干,故骨干两端膨大成漏斗形,即干骺端。骨干长度增加主要是骺板成骨活动的结果,而骨干增粗则是骨骺外面的骨外膜形成新骨的结果;同时其内表面发生骨吸收,使骨髓腔直径不断增大。骺板软骨停止生长后,骺板通过骨化而为骨组织所替代,连接骨骺与骨干的骨组织密度较高,成年后表现为骺线。骨骺闭合一般在 17～20 岁,但可因人而异。

二、骨的正常结构和发育

骨的正常结构如前所述,由细胞和细胞间质组成。骨细胞包括成骨细胞、骨细胞和破骨细胞,骨细胞埋于骨基质中,细胞间质由基质和纤维构成,骨的特点是细胞间质内有大量钙盐沉积,因而构成坚强的骨骼系统。在光镜下,骨由排列方式不同的骨板构成。若将骨的密质骨作横断面观察,骨由松质骨、密质骨、骨膜及血管等构成。各骨的外层由密质骨组成,称为骨皮质。长管状骨骨干的骨皮质较厚,干骺端及骨骺的骨皮质较薄。各骨的内层由骨松质和骨髓腔组成。而颅骨略有不同,由两层密质骨组成,称为内板和外板,相当于长管骨的骨皮质。内、外板之间相当于骨髓腔的部分称为板障,颅骨横截面犹如"三合板"。所有骨的骨皮质外包有骨膜。下面以长管骨为例分述如下。

(一)松质骨

松质骨多分布于长骨的骨骺部,由大量的针状或片状骨小梁相互连接,形成许多网状结构,骨小梁由平行排列的骨板的骨细胞组成,骨小梁之间的空隙内充满红骨髓。松质骨的细胞和细胞间质与密质骨并无区别,所不同的只是其疏松程度及排列方式不同而已。松质骨的间隙较大,呈细小的小梁状;密质骨间隙小,骨组织相互挤紧,呈象牙状。

（二）密质骨

密质骨看似紧密，但其中仍有许多相互连通的小管道，内有血管及神经，血管供应骨组织营养和排出代谢产物。长骨骨干的密质骨的骨板排列很有规律，根据骨板的排列方式不同，可区分出下列 3 种骨板。

1. 环骨板

环骨板分布于长骨外周及近骨髓腔的内侧部，分别称为外环骨板及内环骨板。

外环骨板较厚，由数层骨板构成，其外包以骨膜。外环骨板是由骨外膜内层的成骨细胞不断添加新骨形成。在外环骨板层中可见与骨干相垂直的孔道，横穿于骨板层，称为穿通管（Volkmann canals），经此管营养血管进入骨内，和纵行的中央管相通，中央管经穿通管使其与骨面和髓腔相通。靠近骨髓腔也有数层骨板绕骨干排列，称内环骨板层，骨干的内层衬附有骨内膜，也可见有垂直穿行的穿通管。

2. 骨单位

骨单位又称哈佛系统，是长骨干的主要结构。骨单位处于内外环骨板之间，数量较多，每一骨单位由 10～20 层同心圆状排列的骨板围成长筒状结构，每一骨单位的骨板间约有 3～6 层骨陷窝，骨细胞位于其内，骨小管则从中央向周围呈放射状排列。骨单位的中央有一中央管，内含毛细血管及神经。在横切面上，骨板环绕中央管呈同心圆状排列，在纵切面上平行排列。

3. 间骨板

间骨板是一些形状不规则的骨板，横切面上呈弧形排列。它是旧的骨单位被吸收后的残留部分，填充在骨单位与环骨板之间。

（三）骨膜

骨膜覆盖于除关节面外所有的骨外表面及内表面。

1. 在外表面称骨外膜

骨外膜又分内外两层。

（1）纤维层，是最外的一层，由致密结缔组织构成，彼此交织成网，成纤维细胞分散在束间，较大的血管在束间通行，并有许多神经分布。其粗大的纤维可横向穿入外环骨板，有固定骨膜和韧带的作用。

（2）外膜内层又叫成骨层，内层疏松，富含小血管和细胞。骨内膜衬于髓腔面骨小梁的表面、中央管及穿通管的内表面，富含血管及细胞，具有一定的成骨和造血功能。

2. 骨内膜

骨内膜贴附在髓腔面，很薄，是网状结缔组织，也有小血管从骨髓进入骨组织。骨内膜中的细胞也具有造骨潜能，成年后处于不活跃状态，发生骨损伤时则可恢复造骨功能。骨外膜和骨内膜的主要功能是营养骨组织，并不断供应新的成骨细胞以备骨生长和修复之用。因此，在骨科手术时应尽可能保护骨膜使免遭损坏。

（四）骨的血液供给和神经分布

骨骼受多方面的血管供应（管状骨的血液供应有 4 个来源：即滋养动脉、骨骺动脉、干骺动脉、骨膜动脉），一般可分为 3 种：

（1）较大的营养动脉长骨可有 1～2 支，穿过营养孔进入骨髓腔然后分支，分别进入哈佛管和骨髓内，其末端变成薄膜，扩大后成为血窦网。

（2）较小的营养血管丛，分出许多小血管通过骨端的小孔进入松质骨。

(3)骨骺部的血管主要来自关节囊,在某些部位一些动脉可直接到达骨骺。

骨的神经分布:长骨两端、椎骨、较大的扁骨及骨膜,均有丰富的神经分布。骨的神经可分为有髓和无髓两种:有髓神经伴随滋养血管进入骨内、分布到哈佛管的血管周围间隙,有些有髓神经纤维还分布至骨小梁之间、关节软骨下面及骨内膜;无髓神经纤维主要分布至骨髓及血管壁。

第二节　骨的生物力学研究

生物力学被定义为研究人体活动的力和运动的一门学科。涉及多学科、多领域专业知识,如工程学、体育、医学、生物医学工程学、仿生学和康复工程学等有关的一般性问题,并用以解释和指导人体活动、损伤及进一步指导诊治。在骨科领域中,应用生物力学的概念和原理解释人体正常和异常的解剖及生理现象,有助于骨科医生进一步更好地理解和治疗人体运动系统疾患的疾病,因此,日渐成为现代骨科医生必须具备的科学理论基础,通过学习,避免出现原则性错误,更好地服务于临床诊治。

骨骼系统的主要作用是保护内脏、提供坚实动力交接和肌肉的连接,以便肌肉活动和身体的活动。骨有其独特的结构和机械性能,使之能发挥作用。除牙齿的牙质和象牙质外,骨是体内最硬的结构。它也是人体内最有动力和终身保持代谢活力的组织之一。它可根据机械需求的变化来改变其性能和形态。

一、关节软骨的生物力学性能

关节是骨骼系统中骨与骨之间的功能性连接。关节的关节骨端有一薄层(1～5mm)而致密白色结缔组织,称为透明关节软骨。唯一例外是颞颌关节,其滑膜关节是由纤维软骨所覆盖。纤维软骨与弹性软骨,即第三类软骨,从胚胎学和组织学来看,与透明软骨有密切关系,但其机械性能和生物性能有很大区别。关节软骨的主要功能是:①承受力学负荷,使关节负荷扩散到一个较大的区域,以减少接触应力;②润滑作用,使对侧关节面作相对运动时的摩擦力和磨损减低到最小限度。

到目前为止软骨的压力和拉力特性较明确,但是,所承受的应力大小尚不能确切计算,软骨承受负荷的方法尚未完全明了,需进一步研究。

(一)软骨的负荷

软骨被认为具有弹性特征,在承受负荷后 2min 内就会发生变形,将负荷很快去除后,大约 90% 以上的瞬间变形可瞬间恢复。当关节软骨承受负荷时,会发生瞬间变形,紧接着有一依赖时间的蠕动期,即使负荷维持恒定,但压痕时间不断增加。在蠕动期,压痕最初增加很快,30min 后逐渐减慢,增加率很慢,1h 后达到平衡。当负荷去除后,原有的软骨厚度恢复。

(二)软骨的张力特性

软骨承受张力负荷与关节软骨面相平行时,其硬度和强度与胶原纤维平行于张力方向排列的范围有密切关系。胶原纤维是抗张力的主要成分,胶原纤维的最重要力学性能是其拉张刚度和强度。虽然一根胶原纤维没有做过拉张实验,但胶原的拉张强度可在结构上的大量胶原做测试。例如人体肌腱约有 80% 的胶原(干重),其拉张硬度为 $1 \times 10^3 MPa$,硬度为 50MPa。与钢相比,钢的硬度约为 $220 \times 10^3 MPa$。胶原纤维的拉张力虽强,有高百分比但没有挤压力,因为它有高的纤细率,即长与厚的比率,容易在挤压负荷下变形,抗挤压性能较差,在挤压暴力下易损伤。

应力大小和方向取决于承受负荷的部位和程度。因为承受负荷的部位随关节运动的范围变化很大,因而应力的大小和方向也有所不同,在不同方向均可发生张应力。软骨最深层区的胶原纤维具有垂直排列的倾向,因而这部分胶原纤维还有另外一种将基质固定于软骨下骨的功能。通常作用在关节软骨的应力是 $1.4\times10^6\sim3.5\times10^6\,N/m^2$($90\sim225kg/6.45cm^3$)。在通常的行走步态中(每分钟频率为 60 次),髋关节的负荷量从零增加至体重的 5 倍。经软骨传递的力至少占松质骨的 $1/10$。软骨、松质骨和关节周围软组织都能使力的强度衰减。关节软骨尽管很薄,但对衰减力的强度不可忽视。软骨具有吸收振动的作用,使骨免受应力损伤。如果没有软骨,就会引起骨损伤的应力点,增加骨的接触应力,例如在髋关节,应力可增加 3 倍。而且,造成骨与骨的接触,接触应力接近骨极限强度的两倍。这种应力能引起松质骨孤立骨小梁的疲劳性损伤。

(三)关节软骨的黏弹性

黏弹性材料的两个基本反应为爬行和应力松懈。当一个材料处于恒定负荷(无时间依赖)或一个恒定形变,以及反应有差异(时间依赖),则这种材料的力学行为被称为黏弹性。从理论上来说,这种材料的反应属黏液和弹性固定联合作用的反应,故称为黏弹性。软骨中有两种成分对承受负荷起重要作用,即蛋白多糖和胶原。

软骨基质中的胶原和蛋白多糖的嗜水性很强,软骨中水分较多,负重时水分和小分子溶质受压,从基质"小孔"流出,软骨变形;这些"小孔"越压越小,所以软骨受压时水的流失在初期比后期快得多。软骨如同吸满了水的海绵,其变形与失去的水量有关,因恒定的负荷挤压产生非线性形变。起初水分容易流出,形变也快。软骨的嗜水性基质有助于保留水分,产生内压力。在压力平衡下的负荷叫作流体静压力,能负荷高压屈服应力。

变形与承受外力的速度有密切关系。挤压越快,水分越难流出;挤压越慢,水分越容易完全流出。这种与施加外力速度有关的形变和普通工程的固体形变不同。例如木头和金属在一定应力的作用下,有弹性地发生一定量的线性形变。软骨的形变在于水分的丧失,不呈线性。这种有赖于应变率的形变便是黏弹性。

二、韧带、肌腱的结构及力学关系

（一）韧带的结构及力学关系

韧带为人体中一种致密结缔组织，一般在骨与骨之间起到连接作用，同时具有坚强的力学性能，能够保证骨与骨之间连接的完整性、稳定性，比如膝关节中交叉韧带、侧副韧带既是构成完整关节系统的一部分，同时维持关节稳定性，交叉韧带限制关节前后移位、侧副韧带限制关节左右移位，使之发挥正常的关节功能，人体负重、行走、运动等均可使关节承受较大的应力，关节内及周围的韧带便通过它的力学性能，发挥着巨大的生理作用。

（二）肌腱的结构及力学关系

肌腱是肌肉的延续部分，呈条索状，一般色亮白，弹性小，可拉伸幅度小，血管少，血供相对较差，代谢低，但有极强的抗张力（611～1265kg/cm²）和抗摩擦力。

1. 结构组成

肌腱是由胶质纤维束、束间结缔组织-腱内膜和腱束膜（有血管、淋巴管和神经通行其中）以及外周结合组织-腱外膜三部分组成。

肌腱的血管来源，一般来讲，可有以下途径：①肌腱与肌的移行部有较多血管入腱，向远近分支，血管或由肌质移行于腱；②在腱的骨附着部附近的骨或骨膜的血管有分支入腱，但数目有限；③在无鞘包裹的部位（如掌远端或前臂），血管来自肌腱周围，肌腱周围大多为疏松结缔组织，呈层状结构，与肌腱疏松结合，可随肌腱而移动；来自邻近的肌、筋膜或骨膜的血管，可经腱周分布于肌腱，以供应肌腱血供；④在滑液包裹的部位，腱的血管系通过腱系膜和腱纽分布于肌腱。

肌腱的血供不外乎以上四条途径,但是对于肌腱来讲,即使有四条途径,仍然面临着血供欠佳、代谢率低等情况,导致肌腱一旦损伤,修复较为缓慢或困难。

肌腱与韧带的胶原纤维排列有些不同,以适应结构的功能。肌腱的纤维是有秩序的平行排列,使肌腱能承受高度单向(单轴)拉张负荷,以适应活动的需要。

2. 生物力学

肌腱机械性能不仅依赖于胶原纤维的结构和功能,也与结构内含有的弹性蛋白的比例有关。

胶原纤维的排列在肌腱内呈平行状态,致使能承受高度单方向的负荷。研究证实在正常活动时,活体内的肌腱只承受最终应力的 1/4。

虽然肌腱与韧带损伤机理基本相同,但肌腱有两个额外因素,因为它与肌肉相连,所以肌肉收缩所引起的力会传至肌腱;肌腱的横切面积与肌肉的面积有关。肌肉收缩时,肌腱将承受增加的应力。当肌肉收缩力最大时、肌腱的拉张应力也升至最高水平。

第三节　望、闻、问、切的诊断方法

四诊(望、闻、问、切)是诊察疾病的主要方法。通过四诊,对疾病的发生、发展进行较全面的了解,以八纲辨证将四诊所搜集的有关疾病的各种症状和体征,加以分析、综合、概括,从而作出正确的判断。

骨科同样是利用望、闻、问、切四诊,辨别内伤证的阴阳、表里、虚实、寒热,以及骨折、脱位、伤筋等情况。在临床上要防止只重视局部,只注意骨伤部位的特点,而忽视全身的情况。要根据全面的"四诊合参",进行综合、分析,才能得到正确的诊断。

一、望诊

骨科的望诊,除了对全身的神色、形态和舌象应作全面的观察外,对损伤的局部及邻近部位一般采用(与健肢)对比观察,动态观察(即功能活动的观察),必要时要用器具测量,通过望诊一般可以初步确定损伤的部位、性质和损伤的轻重。

(一)望全身

观察患者全身各部分情况为诊断的第一步。

望神色:神是人体生命活动的总称。观察神可判断正气盛衰和损伤过程中病情的缓急、轻重及转化情况。如精神爽朗,面色清润,说明伤势较轻,正气未伤;若面容憔悴,精神萎靡,则说明伤势或病情较重,正气已伤。若损伤后出现神志昏迷,面色苍白,目暗睛迷,瞳孔散大或缩小,四肢厥冷,呼吸微弱,多属危急证候。临床多见于严重创伤或大失血等。

望形态:在肢体受伤较重时,常出现形态的改变。如临床上肩、肘关节损伤后,患者多以健侧的手托扶患侧前臂;股骨颈骨折或粗隆间骨折移位时,患肢出现短缩内收、外旋的姿势。临证时若发现形态改变,应结合摸诊、测量、运动等检查进一步观察和分析病位。

望舌:舌为心之苗,脾之外候,通过经脉与五脏六腑联系。就骨伤科疾患而论,舌苔黄厚是伤后内有瘀血,六腑不通之证;苔生芒刺则为瘀闭久而深,已伤津液;若舌光无苔、质嫩红者,为气机不通,阴亏虚热外露;舌质色淡是血虚;舌质紫红是血热;舌质色青或有青紫点者是内瘀血。

(二)望局部

首先要使伤肢裸露,采用与健侧对比的方法,识别其变异,必要时用器具测量,观察患肢功能障碍和出现形态异常。

望畸形：骨折或关节脱位后，肢体一般均有明显的畸形。正常的人体体表标志也会发生异常改变。如临床常见肘关节后脱位及肱骨髁上骨折的靴形畸形；桡骨远端骨折的"餐叉"样畸形；肩关节脱位的"方肩"畸形；腰椎间盘突出症的脊柱侧弯等。

望肿胀、瘀斑：人体损伤，多伤及气血，以致气滞血瘀、瘀积不散、瘀血滞于肌表，则为肿胀、瘀斑。通过观察肿胀的程度，以及色泽变化，判断损伤性质。新伤瘀肿较甚，陈伤肿胀和色泽变化不明显。

望肢体运动功能：一般伤筋轻者，运动功能基本不受影响。伤筋重者，在忍痛情况下还可进行大部分的功能运动。骨折和脱位其运动功能则基本丧失。通过观察肢体运动功能情况，可判断损伤部位以及痛在筋还是在骨，并且可以通过连续观察发现病情的恢复及进展情况。

望伤口：新鲜创伤要看伤口的大小、深浅及形状，伤口边缘是否整齐，有否污染及异物。辨别伤口是由外向里所伤，还是由里及外所致。还要注意伤口出血情况，血色是鲜红还是暗红，出血是喷射状流出还是渗透出。陈旧伤口也要看伤口的大小、深浅及分泌物的情况，是否有腐肉及异物，同时也要注意肉芽的生长情况等。

二、闻诊

闻诊的范围，除耳闻外，还包括鼻嗅。在骨伤科闻诊辨证中尤应检查以下几个方面。

听患者声息：气粗、语言声低、出言迟懒者，多是胸部有重伤；气微、语言声低、心烦意乱，多是亡血重症或重伤气脱之症，创伤休克之兆。若咽有曳锯之声，多是肺内瘀血严重或重伤肺络之候。

听骨摩擦音：骨摩擦音是骨折的主要症状之一，骨摩擦音不仅可以确诊骨折，而且从骨摩擦音的不同音响，还可以提示骨折可能属于何种类型。若骨摩擦音清脆短小者，则多见于斜形骨折；若骨摩擦音短小较多而连续出现者，则多见粉碎性骨折；若骨摩擦音响声较大，间或夹杂短小响声者，则多见于横断骨折。

听骨传导音：主要用于长干骨听诊，如诊断股骨干或股骨颈骨折，用听诊器置于耻骨联合，然后叩击两侧髌骨，并对照传导音是否一致。

听复位声：脱位时的"格得"声，即是上髁成功的信号。但应注意，若"格得"声钝而长则是关节头碰击臼缘音，是未复位而滑脱的声响。另外，错缝和半脱位的复位声响常是治疗性声响。

听筋的声响：若关节处血不荣筋，或是感受风邪而筋急者，则可有关节弹响。若筋肉连接处受伤，筋肉肿胀，可有"捻发音"出现。胸部受伤，气走窜皮下，亦可有"捻发音"出现。

上述四点，实际上均是与摸法相配合而进行的，如小孩不能正确地说明伤情，家属又不能提供正确的病史时，医者可在触诊时，根据患者的表情及触摸时的声响，得知一些有关疾病的情况，配合其他检查，可以作出确诊。

三、问诊

为了获得正确的诊断，就必须对患者本人(昏迷者除外)及知情的家属进行详细询问。除一般情况外，对和疾病或外伤有关的一定要准确、详细地询问。重点问以下几个方面：

问受伤原因：要了解受伤原因、受伤部位以及受伤时的体位、姿势、暴力大小及方向等。如滑倒坐地，常出现骶尾部损伤；踝关节损伤，多为内翻性或外翻性损伤，轻者伤筋，重者撕脱骨折，更严重者造成双踝或三踝骨折；由高处坠下，足跟着地，多见跟骨骨折。

问受伤时间：新伤多属实证，易于治疗；陈旧伤多属虚证，较难医治。损伤的临床症状是随时间而变化的，根据时间变化去分析证候，更易正确诊断。

问临床症状及变化:头部、胸部损伤者,应问伤时是否出现过昏厥,昏厥的时间长短,以及醒后是否再次昏厥,有无恶心呕吐、咯血等症。开放性损伤者,要问清损伤时伤处情况,衣服是否被撕破,伤口有无污染和污染程度,出血多少,渗血还是流血,血液的颜色。

另外,应问清肿胀变化情况,一般最先肿起的地方,往往是损伤最重之处。肿胀出现早,发展快,说明损伤严重。应问清疼痛及麻木情况。若伤后先疼,继而麻木尚好医治,若伤即麻木者,则难医治。形伤痛点固定,气伤痛无定处。一般情况下,伤后一二日,疼痛开始缓解,若疼痛持续加重,则为伴有并发症的征兆。骨折或脱位后,患肢功能活动一般是立刻丧失,而伤筋后还能勉强维持一定的功能活动,经过一个短暂的时间,随着患处肿胀的发展而丧失功能,又随着肿胀的消退而恢复功能活动。

问治疗经过:治疗过程与效果如何,对取得正确诊断可提供有益参考,可避免不必要的探索,从而为选择治疗方案提供依据。

另外,对危重急诊患者,应先抓住主要问题询问,以便从速采取抢救措施,待患者病情缓解后,再作详细问诊;若患者神志不清,或不能言语者,应请陪人代诉。

四、切诊

切诊又称触诊,就是医生用手在病人躯体上的一定部位,或切或按,或触摸或叩,借以了解疾病的内在变化及体表的反应。如脉气的盛衰、腹部的柔软与坚实、手足的温凉等。

在骨科方面,尤须切摸伤部,察其受伤情况,或轻或重。这种诊察方法与望、闻、问结合运用,经过辨证,作出正确诊断。

骨科的切诊包括脉诊和摸诊两个重要内容,脉诊主要是诊其内部气血、脏腑、经络的虚实寒热的变化。摸诊主要是了解外力侵及人体所造成的损伤的部位、性质、深浅、轻重等情况。

（一）脉诊

临床上主要分虚实、快慢、浮沉及有力无力几种。

1. 浮脉

在伤科多见伤后复感外邪的浮而有力脉。如浮数、浮紧等有时见于伤后感染发热等。若脉浮而空虚，沉按无力者可见于急性创伤大出血或慢性筋伤正气不足，气血亏虚的重症。

2. 沉脉

沉而有力多为内伤气血，邪实气盛；沉而无力则常为失血过多或慢性劳损，体质虚弱者。

3. 迟脉

迟而有力为邪气内瘀、气血不通。迟而无力为疾病后期气血不足等。

4. 数脉

脉数而有力，多为实邪内盛，或外伤后并发感染者。若脉细数或数而无力，并伴呼吸微弱、汗多、肢冷、血压偏低者是休克的表现。

5. 常见的实证脉

另外有弦、滑、洪、紧等，皆说明人体内邪气盛，正气不虚，故脉有力。若遇到濡、细脉，说明气血不足，邪气不实。涩脉多见于内有瘀血，经络不通症。

芤脉常见于失血过多患者。总之，诊脉须分清浮、沉、迟、数，有力、无力，辨证应辨明虚、实、寒、热，或气血盛衰，邪气多寡等。

（二）摸诊

摸诊也称触诊，是伤科临床中最重要的诊法之一。关于摸诊,历代医家论述较多,也是骨伤科医生正确诊断伤疾的最直接的方法。

1. 摸压痛

根据压痛的部位、范围、程度来鉴别损伤的性质种类。如损伤后局部压痛明显者可见于骨折,或伤筋;长管骨(四肢骨)骨折后除有局部环状压痛外,还会有纵向叩击痛等。

2. 摸畸形

可判断骨折和脱位的性质、移位方向以及呈现的类型等变化。如肩关节的前、后脱位可在腋窝处判断出来,对复位有了明确的方向和方法。

3. 摸肤温

根据皮肤冷热程度,可以了解患肢血运情况。热肿一般表示新伤或局部瘀热利感染;伤肢远端冰凉、麻木、动脉搏动减弱或消失,则表示血运障碍。须注意摸肤温时一般用手背测试最合适。

4. 摸异常活动

肢体或关节处的异常活动,临床多见于骨折或韧带断裂的患者。

5. 摸弹性固定

摸诊时手中有弹力感,此是关节脱位的特征之一。

6. 摸肿块

应摸肿块所在的解剖层次,大小,硬度,边界是否清晰,表面光滑度及推之是否移动等,来判定其是骨性或是囊性。

7. 常用手法

(1)局部触摸法　一般用手指在肢体肌肉较浅薄部位或沿骨脊或突出部位进行推摸。先轻后重,由浅到深,由上到下,或由下而上,由正常部位向伤处推进,两侧对比,遇到血肿严重时,应先揉按,再慢慢揣探,把瘀血推至旁边,才能摸清伤情。

(2)挤压叩击法 用手掌挤压患者伤处的两侧,如发生挤压痛,则表示有骨折存在;如用手掌挤压胸骨,引起肋骨疼痛者,表示有肋骨骨折存在;用两手掌相对挤压髂骨翼,引起骨盆内疼痛者,表示有骨盆骨折。另外,沿骨的长轴进行挤压,或叩击引起疼痛者,表示该段骨有骨伤;如脊椎伤时,叩击头顶,脊椎伤处疼痛者,多是脊椎骨折。利用上述原理,还可以测试骨折愈合程度,若轴性叩痛消失,即表明骨折已临床愈合。

(3)屈曲旋转法 本法运用关节处损伤,术者持伤肢作伤肢关节生理范围内活动,如外展内收、外旋内旋以及伸屈等,以检测关节活动是否有障碍。

第四节 骨科的辅助检查

X线、CT、超声等检查技术,是骨骼、肌肉系统的影像学检查方法,正确合理地运用各种检查技术和方法,才能最有效地发挥其在诊断骨与关节疾病病变中的作用。

一、X线检查

(一)X线检查方法

X线透视:主要用于四肢骨折、关节脱位的复位检查或软组织异物定位。

X线摄片:是临床最常用、最基本的检查手段,通过观察骨的密度、皮质形态,对大多数骨关节疾病可做出定性、定量、定位的初步诊断,适用于人体任何部位。

计算机X线摄影(computed radiography,CR):与传统的X

线摄影比较,CR 图像实现了数字化,可在计算机上进行灰阶和窗位等处理,提高了图像质量,改善了影像的细节。

数字 X 线摄影(digital radiography,DR):使用电子暗盒,将 X 线影像信息直接转化为数字影像。

(二)X 线检查的位置选择

1. 常规摄影位置

四肢长骨、关节和脊柱通常采用正、侧位两个位置,这对检查外伤性病变尤为重要。某些部位还可摄斜位、切线位或轴位等。如掌、跖骨拍摄正、斜位片;肩、髋关节先摄正位像,再视情况加摄其他位片。

2. 特殊检查位置

根据病情所需和局部损伤的解剖特点,常见的有寰枢椎开口位、穿胸位、四肢与脊柱的应力位检查、断层摄影等。

二、计算机 X 线体层成像(computed tomography,CT)

(一)CT 检查方法

CT 图像是由一定数目、不同灰度的像素按矩阵排列所构成的灰阶图像,这些像素反映的是相应体素的 X 线吸收系数。CT 图像反映器官和组织对 X 线的吸收程度。所以,CT 可更好地显示有软组织构成的器官,并在良好的解剖图像背景上显示出病变的影像。

(二)CT 片的阅读

(1)骨骼系统骨窗像示骨皮质为致密线状或带状影,骨小梁为细密的网状影,骨髓腔为低密度影。软组织窗上骨皮质和骨小梁均为致密影不能区分,肌肉、肌腱、关节软骨为中等密度。

CT能很好地显示肿瘤内的钙化和骨化,也能清楚地显示软组织肿块及病变特点,并能明确病灶内的液化坏死及出血等情况,以及与周围的关系。

(2)关节CT片骨窗像示关节骨端骨皮质线状高密度影,骨髓腔低密度中可见高密度骨小梁。软组织窗像示肌肉、韧带、增大的关节囊为中等密度,正常关节腔内的少量关节积液通过CT难发现。

关节肿胀在CT上显示关节囊肿胀、增厚为中等密度,关节腔内呈水样密度影,如合并出血或积液可呈现高密度影。关节附近的滑液囊积液,CT多显示为关节邻近含液的囊状影。

三、超声检查

超声检查是一个无损伤的检查法,在骨伤科主要应用于椎管的肿瘤、黄韧带肥厚、腰椎间盘突出症和椎管狭窄症;帮助诊断骨肿瘤的大小、部位、范围和性质等;关节积液、膝关节半月板损伤、肩袖撕裂、化脓性关节炎、骨髓炎和骨关节结核等的检查。

第五节　危急重症的急救技术

一、周围血管损伤

任何外来直接或间接暴力侵袭血管,均可能发生开放性或闭合性血管损伤。血管损伤的危险性在于大出血和肢体缺血坏死或功能丧失,严重者威胁患者生命。早期诊断、及时处理可降低死亡率和截肢率,可减少肢体因缺血引起的功能障碍。过去,四肢血管损伤常用结扎止血法以挽救生命,截肢率高达50%以上。

现在随着血管外科技术的发展和休克、多发性损伤诊疗技术的提高,使四肢血管损伤的死亡率和截肢率明显下降。

【病因病机】

在血管损伤中,作用力不同,其血管损伤情况各异。血管损伤不同程度的病理改变致使其临床表现和预后也不尽相同。一般说来,锐性损伤可造成血管的完全或部分断裂,以出血为主;钝性损伤可造成血管内膜、中膜不同程度的损伤,形成血栓,以阻塞性改变为主。间接暴力所致损伤中,要注意胸部降主动脉和腹部肠系膜动脉的疾驰减速伤,若救治不及时,常可导致伤员失血性休克和死亡。根据损伤原因和机制,血管损伤常见的病理类型有:血管壁完全和部分断裂、血管痉挛、血管挫伤、血管受压、假性动脉瘤和动静脉瘘。

【临床表现】

1. 病史

如骨折、脱位、挫伤、火器伤或切割伤时,均应考虑是否合并血管损伤。

2. 症状与体征

(1)出血　动脉出血为急速、搏动性、鲜红色出血。静脉出血为持续暗红色出血。内出血:深部组织和内脏损伤,血液由破裂的血管流入组织或脏器、体腔内,从体表看不见血。胸腹部血管损伤出血量大,易致急性血容量锐减。

(2)血肿　如果出血流向纵隔则表现纵隔的增宽、呼吸困难、胸痛等;如果流向后腹膜则可出现腹痛、腹胀等。血肿特点为张力高、坚实和边缘不清;或者血肿与血管裂孔相沟通形成交通性血肿,该血肿具有膨胀性和搏动性。这是诊断钝性血管外伤的局部重要体征,如贸然切开,可引起灾害性后果。

(3)肢体远端血供障碍　肢体动脉断裂或内膜损伤所致的血栓可使肢体远端发生明显的缺血现象,即所谓的"5P"表现:①动脉搏动减弱或消失的无脉;②远端肢体缺血导致持续性疼痛;③皮肤血流减少发生苍白,皮温降低;④肢体感觉神经缺血而出现感觉麻木、感觉异常;⑤肢体运动神经失去功能,出现肌肉麻痹,运动障碍。这 5 个症状和体征的英文词首为 P,故称为 5P征。静脉回流障碍主要表现在 12～24h 内出现肢体严重水肿,皮肤发绀和温度下降。

(4)震颤和杂音 当受伤部位出现交通性血肿以及动脉损伤部位有狭窄者,听诊可闻及收缩期杂音,触诊时感到震颤。在外伤性动静脉瘘时可闻及血流来回性、连续性杂音。

(5)休克 一般患者均可发生不同程度的创伤性或失血性休克,大血管的完全断裂或部分断裂常使患者死于现场。

(6)合并脏器和神经组织损伤的症状 当血管损伤合并其他脏器(如肺、肝、脑、肾等)或神经组织损伤,出现的症状是多种多样的。

【治疗】

1. 加压包扎止血法

四肢血管伤大多可用加压包扎止血,止血效果良好。紧急情况下,无消毒敷料和设备时,可用指压法。使用止血带止血要注意记录时间,防治并发症。

2. 休克和多发性损伤的处理

首先止血和输血输液,补充血容量与抗休克,纠正脱水和电解质的紊乱,同时迅速处理危及生命的内脏伤和多发性损伤。

3. 血管损伤的修复

血管修复的成功与否,主要是认真、细致、正确的处理。不论完全或部分断裂、挫伤后栓塞,均以切除损伤部分、对端吻合效果最好。如果仅血管壁部分损伤且创口不大,可行创口缝合或成形术。如动脉损伤缺损过多,可取健侧大隐静脉修补。注意移植时必须将静脉倒置,以免静脉瓣阻塞血流。如用静脉移植修复静脉则不需将静脉倒置。

4. 血管损伤的术后处理

术后最常发生的主要问题有血容量不足、急性肾功能衰竭、伤肢血循环障碍、伤口感染和继发性出血等。

(1)严密监护患者的呼吸、循环、肝肾、胃肠道功能,特别是应该注意防止 ARDS、MODS、应激性溃疡等并发症。

(2)应用石膏固定肢体关节于半屈曲位 4～5 周,减少缝合处张力,以免缝线崩开造成出血和动脉瘤等合并症。

(3)体位:静脉损伤可适当抬高患肢,以免肢体静脉回流不畅。

(4)抗凝:术后可使用抗凝剂,防止血栓形成。

(5)防治感染:如有伤口感染,只要及时正确处理,如充分引流,使用适当抗菌药物等,仍有可能保持血管修复的效果。

二、周围神经损伤

周围神经损伤是常见的外伤,可以单独发生,也可与其他组织损伤合并发生。周围神经损伤后,受该神经支配区的运动,感觉和营养均将发生障碍。临床上表现为肌肉瘫痪,皮肤萎缩,感觉减退或消失。

【病因病机】

1. 周围神经损伤原因及分类

周围神经损伤的原因可分为:①牵拉损伤,如产伤等引起的臂丛损伤。②切割伤,如刀割伤、电锯伤、玻璃割伤等。③压迫性损伤,如骨折脱位等造成的神经受压。④火器伤,如枪弹伤和弹片伤。

2. 神经损伤后的病理变化

神经断裂后,近端出现近距离的逆行性变性,4～10d后,开始再生;神经远端在伤后12～48h,出现沃勒变性。髓鞘收缩碎裂,神经细丝和细管排列混乱、断裂;48～72h整条轴突同时断裂,大量吞噬细胞浸润,清除轴突和髓鞘碎片,需2～4周。神经损伤后,受其支配的肌纤维、感觉末梢(如感觉小体)等萎缩。若神经在1～2年内未恢复,肌纤维和感觉末梢最后被纤维组织代替,功能难以恢复。

【治疗】

1. 非手术治疗

(1)解除骨折端的压迫:骨折引起的神经损伤,多为压迫性损伤,首先应采用非手术疗法,将骨折手法复位外固定,以解除骨折端对神经的压迫,观察1～3月后,如神经未恢复再考虑手术探查。

(2)应用神经营养药物,如单唾液神经节苷脂、鼠神经生长因子等营养神经药物,促进神经功能恢复。

(3)高压氧治疗。

(4)理疗、按摩及适当电刺激保持肌肉张力,减轻肌萎缩及纤维化。

2. 手术治疗

原则上越早修复越好。锐器伤应争取一期修复,火器伤早期清创时不作一期修复,待伤口愈合后3～4周进行二期修复。

常用的手术方式有:①神经松解术;②神经吻合术;③神经移植和转移术;④肌腱转移术和关节融合术等手术方式。

3. 手法治疗和功能锻炼

手法由肢体近端到远端,反复捏揉数遍,强度以肌肉感觉酸胀为宜,可涂搽活血酒;瘫痪较重者用弹筋法和穴位推拿法。上肢取肩井、肩髃、曲池、尺泽、手三里、内关和合谷等穴,下肢取环跳、承扶、殷门、血海、足三里、阳陵泉、阴陵泉、承山、三阴交、解溪和丘墟等穴,强刺激以得气为度。最后,在患肢上来回揉滚 1～2 遍结束。

三、创伤性休克

创伤性休克是指在致伤因素打击下,迅速出现的以有效循环血量不足、组织器官微循环急剧恶化为基本原因,以组织细胞内广泛而严重组织氧合不全和代谢障碍为特征的急性循环功能衰竭综合征。

【病因病机】

1. 病因

创伤性休克与大出血、体液渗出、剧烈疼痛、恐惧、组织坏死分解产物的吸收和创伤感染等一切导致机体神经、循环、内分泌等生理功能紊乱的因素有关。

(1)失血　正常成人总血量为 4500～5000mL。一次失血量不超过总血量的 15%(约 750mL)时,机体通过神经体液的调节,可代偿性地维持血压于正常范围;如失血量达到总血量的 25%(约 1250mL)时,由于大量失血,有效循环血量减少,微循环灌注不足,全身组织和器官的氧代谢障碍,即发生轻度休克;当失血量达到总血量的 35%(约 1750mL)时,即为中度休克;当失血量达到总血量的 45%(约 2250mL)时,为重度休克。

(2)神经内分泌功能紊乱　严重创伤和伴随发生的症状,如疼痛、恐惧、焦虑与寒冷等因素持续刺激神经中枢,致神经内分泌功能紊乱,引起反射性血管舒缩功能紊乱,出现末梢循环障碍而发生休克。末梢循环障碍还可致器官严重缺血缺氧,组织细胞变性坏死,引起器官功能不全,严重者可发生多器官衰竭。

2. 中医病因病机

本病属于中医的厥脱证范围,由内伤脏气或亡津失血所致的气血逆乱、正气耗脱的病证。

【治疗】

积极抢救生命与消除不利因素,补充血容量与调整机体生理功能,防治创伤及并发症,纠正体液电解质和酸碱度紊乱。

1. 一般治疗

平卧位,头略低;保持安静,保暖防暑,清除呼吸道异物,保持呼吸道畅通,适当给氧。

2. 控制出血

活动性大出血是导致创伤性休克的最主要原因,因此,及时有效的止血是首要任务。

3. 处理创伤

有开放性创伤的患者,经抗休克治疗情况稳定后,尽快手术清创缝合,防治感染,争取一期愈合。

4. 补充与恢复血容量

在止血的情况下补充与恢复血容量是治疗创伤性休克的根本措施。最初液体灌注应用等张电解质溶液。乳酸林格液是首选,其次是生理盐水。

5. 中药治疗

辨证论治:由于休克发病急骤,变化较快,故辨证主要为辨别虚实。一般地说,虚证属脱,实证属闭,临床分清脱闭二型,即可进行治疗。

四、筋膜间隔区综合征

由各种损伤因素造成骨筋膜室区内组织压力升高,导致血管受压,血循环障碍,肌肉、神经因急性缺血、缺氧,甚至坏死而产生的一系列症状和体征,统称为筋膜间区综合征。

【临床表现】

1. 病史

有挤压伤、火器伤、止血带时间过长、严重四肢骨折、断肢再植后、石膏外固定、不适当的小夹板固定等病史。

2. 症状与体征

(1)局部　①肿胀疼痛,早期以肢体局部症状为主,以肢体张力性肿胀、疼痛难忍,肌腹压痛和手或足趾活动的牵拉性疼痛;②感觉异常为肢体远端感觉明显减退,麻木,严重者感觉消失,其中两点分辨觉部消失和轻触觉异常较早出现,有诊断意义;③肢体远端脉搏及毛细血管充盈时间异常:其表现为皮肤紫绀及苍白,脉搏减弱或消失;④肌力变化:早期肌力减弱进而功能逐渐消失,被动屈伸患肢可引起肌肉剧痛。

骨筋膜室综合征可概括为"5P征",即由疼痛转为无痛(Painless);苍白(Pallor)或紫绀、大理石花纹等;感觉异常(Paresthesia);无脉(Pulseless);肌肉瘫痪(Paralysis)。

(2)全身　出现发热、口渴、躁动甚至休克等。

【治疗】

筋膜间隔区综合征的治疗原则是早期诊断,彻底减压,减少伤残,全身治疗。

1. 手术治疗

一旦确诊,应立即进行切开减压。切开位置:通常沿肢体纵轴方向切开,深部筋膜切口应超过皮肤切口。

切开后的处理及注意事项:①尽量彻底清除坏死组织,暂不缝合切口;②切口可加压包扎;③创面用凡士林纱布或用盐酸纱布覆盖;④预防破伤风与气性坏疽;⑤严密观察伤肢远端血运;⑤伤口分泌物多时,可将分泌物进行细菌培养和药敏试验,以便选择有效的抗生素。

2. 对症治疗

给予抗感染、改善微循环、抗休克、预防肾功能不全等药物对症支持治疗。

3. 中药治疗

按照中医辨证分型:①瘀滞经络:治宜活血化瘀,疏经通络。方用圣愈汤加减,手足麻木者去白芍,加赤芍、三七、橘络、木通;肿胀明显者加紫荆皮、泽兰;刺痛者加乳香、没药。②肝肾亏虚:治宜补肝益肾,滋阴清热。方用虎潜丸加减,阴虚去干姜,加女贞子、菟丝子、鳖甲;阳虚者去知母、黄柏,酌加鹿角片、补骨脂、仙灵脾、巴戟天、附子、肉桂等。

五、急救技术

创伤,亦称外伤,是指各种物理、化学和生物等致伤因素作用于机体所造成的组织结构完整性损害或功能障碍。自然灾害、生产或交通事故以及战争发生时,都可能在短时间内出现大批伤员,需要及时地进行抢救。

创伤急救的目的是保护伤员的生命,避免继发性损伤和防止伤口污染。这就要求医护人员必须熟练掌握创伤急救知识与救护技能,力求做到快抢、快救、快送,尽快安全地将伤员转送至医院进行妥善的治疗。

创伤急救原则是先抢后救、检查分类、先急后缓、先重后轻、先近后远、连续监护、救治同步、整体治疗。

现代急救医学把保持呼吸道通畅、止血、包扎、固定、搬运合并称为现场急救的五大技术。

(一)保持呼吸道通畅

对呼吸停止或呼吸异常的伤员,迅速使伤员仰卧,解开伤员衣领和腰带,将头部后仰,下颌向上抬起,及时清除口鼻咽喉中的血块、黏痰、呕吐物、假牙等异物,保持呼吸道通畅。对下颌骨骨折、颅脑损伤或昏迷伤员,有舌后坠及阻塞呼吸道者,可将舌牵出,用别针或丝线穿过舌尖固定于衣服上,同时将伤员置于侧卧位。对于呼吸道阻塞及有窒息危险的伤员,可插入口咽通气管或鼻咽通气管,或急用粗针头穿刺环甲膜通气,或行环甲膜切开插管、气管内插管及气管切开插管。对呼吸骤停者,可行口对口或经口咽通气管或鼻咽通气管进行人工呼吸。

(二)止血

出血是创伤主要表现,而大出血是导致伤员死亡的重要原因之一,故对创伤出血首先必须及时止血,然后再作其他急救处理。常用的止血方法有:

1. 加压包扎止血法

躯干、四肢血管伤大多可用此法止血。先用较多无菌纱布或干净布类覆盖伤口,如出血伤口较深较大,可先用敷料充填,较多敷料环绕,再用外用绷带进行加压包扎。加压包扎以能止血,松紧合适,仍保持肢体远侧血液循环为度。

2. 指压止血法

对判断为肢体主要动脉损伤、出血迅猛需立即止血者,用手指或手掌压迫出血动脉的近心端,把血管压向深部骨骼。此方法仅适用于四肢及头面部的大出血急救,为止血的短暂应急措施,

.

.

不宜长时间使用。

3. 止血带止血法

适用于四肢大血管出血用加压包扎法无效者。常用的止血带有橡皮管(条)与气压止血带两种,要严格掌握操作方法和注意事项。止血带缚扎时间不宜太长,避免引起肢体缺血性坏死而致残。

(1)操作方法　上肢缚于上臂上 1/3 处,下肢缚于大腿中上 1/3 处,前臂和小腿禁用。扎止血带部位先用 1～2 层软敷料垫好,缚止血带时先将患肢抬高 2～3min,尽量使静脉血回流。如用橡皮管止血,则用手握住橡皮管一端,拉长另一端缠绕肢体两圈,以不出血为度,在肢体外侧打结固定。如用气压止血带,缚上后充气,直至达到有效止血即可。

(2)注意事项　使用止血带,以出血停止、远端无血管搏动为度。伤员必须有显著标志,并标明启用时间。应每隔 1～1.5h 放松 9 次,每次放松时间为 3～5min,或待肢体组织有新鲜血液渗出后,再重新扎上,若出血停止则不必重复使用。对失血较多者,应先补充血容量,输液、输血,预防休克和酸中毒等并发症的发生。对于严重挤压伤和远端肢体严重缺血者,要忌用或慎用止血带。

4. 血管结扎法

如无修复条件而需长途运送者,可先清创结扎血管断端,缝合皮肤,不上止血带,迅速转送后进一步处理,可降低感染率、防止出血和避免长时间使用止血带的不良后果。

(三)包扎

包扎的目的是保护创面、减少污染、压迫止血、固定创面敷料、固定骨折与关节、减轻疼痛、有利于搬运和转送。常用的包扎材料是绷带、三角巾等。常用的包扎方法有以下几种。

1. 绷带包扎法

最普遍的一种伤口包扎法,包括环形包扎法、螺旋形包扎法、螺旋反折包扎法、"8"字环形包扎法。绷带包扎的要求:三点一走行,三点即起点、止点、着力点,一走行即绷带走行方向。

2. 三角巾包扎法

三角巾包扎简单、方便、灵活,包扎面积大,效果好,适用于头面、胸腹、四肢等全身各部位。

3. 多头带包扎法

包扎时先将多头带中心对准覆盖好敷料的伤口,然后将两边的各个头分别拉向对侧打结。多用于头面部较小的创面和胸、腹部的包扎。

4. 急救包包扎法

拆开急救包,将包中备有的无菌敷料和压垫对准伤口盖住,再按三角巾包扎法包扎。多用于头胸部开放性损伤。

(四)固定

在现场救护中,为了防止骨折端或脱位肢体活动刺伤血管、神经等周围组织造成继发性损伤,减少疼痛,便于搬动,对怀疑有骨折、脱位、肢体挤压伤和严重软组织损伤者必须作可靠的临时固定,临时固定的范围应包括位于骨折远近端两个关节、脱位的关节和严重损伤的肢体;对开放性骨折应先止血、消毒、包扎,后固定骨折断端。固定物常为夹板、绷带、三角巾、棉垫等,救护现场也可采用树枝、竹竿、木棍、纸板等代替,如缺乏固定物,可进行自体固定。固定时应露出指(趾)末端,便于随时观察血液循环。颈椎骨折时可使用颈托固定或在颈部两侧用枕头或沙袋暂时固定,脊椎骨折时,伤员仰卧用绷带将其固定于木板上。

（五）搬运与转送

搬运时两人或数人蹲在伤员同一侧，分别用双手托住伤员的头部、背部、腰部、臀部和腿部，动作协调一致地将伤员托起置于担架上。对疑有脊柱骨折的病人，在搬动时尽可能不变动原来的位置和减少不必要的活动，以免引起或加重脊髓损伤，禁止一人拖肩一人抬腿搬动病人或一人背送病人的错误做法。正确的搬运应由 3 人采用平卧式搬运法，如人员不够时，可采用滚动式搬运法。

运送时昏迷伤员应采用半卧位或俯卧位，保持呼吸道通畅，避免分泌物和舌根后坠堵住呼吸道。有假牙者要取出，以免脱落时阻塞气管。骨折病人未作临时固定者应禁止运送。在无担架的情况下可用门板、长凳、布单等代替。

运送时要力求平稳、舒适、迅速，搬动要轻柔。运送途中应携带必要的急救药品和氧气等，救护人员要密切观察伤员的神志、呼吸、瞳孔、脉搏、血压等变化。用担架时要让伤员头在后，以便后面救护人员能随时观察伤员的情况。

第三章　骨折损伤

骨折是指由于外伤或病理等原因致使骨质部分或完全断裂的一种疾病。骨折病人的典型表现是伤后出现局部变形、肢体等出现异常运动、移动肢体时可听到骨擦音。此外,伤口剧痛,局部肿胀、淤血,伤后出现运动障碍。治疗骨折的最终目的是使受伤肢体最大限度的恢复功能。因此,在骨折治疗中,其复位、固定、功能锻炼这三个基本原则十分重要。

第一节　骨折概论

对骨折进行分类,是决定治疗方法、掌握其发展变化规律的重要环节。骨折分类的方法有很多,具体如图3-1所示。

机体遭受暴力后,除发生骨折外,还可能合并各种局部或全身的并发症。有些并发症可于短时间内影响生命,必须紧急处理;有的需要与骨折同时治疗;有的则需待骨折愈合后处理。因此,必须做周密的全身检查,确定有无并发症,然后决定处理方法。

早期并发症主要包括创伤性休克、感染、内脏损伤、重要血管损伤、缺血性肌挛缩、脊髓损伤、周围神经损伤、脂肪栓塞等。

晚期并发症主要包括以下几个方面:

(1)坠积性肺炎　下肢和脊柱骨折患者,须长期卧床,致肺部功能减弱,痰液积聚,咳出困难,引起肺充血、水肿,利于细菌生长而引发炎症,老年、体弱患者甚至危及生命。以咳痰不利、痰液黏稠而致呛咳为主要特点。因此,患者在卧床期间应多做深呼吸,主动咳嗽,尽量早期起坐和功能锻炼,必要时应用敏感抗生素及促进排痰药物,老年患者尤应注意。

骨折的分类方法
├─ 根据骨折处是否与外界相通
│   ├─ 闭合骨折:骨折断端不与外界相通者
│   └─ 开放骨折:有皮肤或黏膜破裂,骨折处与外界相通者
├─ 根据骨折的损伤程度
│   ├─ 单纯骨折:无并发神经、重要血管、肌腱或脏器损伤者
│   ├─ 复杂骨折:并发神经、重要血管、肌腱或脏器损伤者
│   ├─ 不完全骨折:骨小梁的连续性仅有部分中断者
│   └─ 完全骨折:骨小梁的连续性全部中断者
├─ 根据骨折线的形态
│   ├─ 横断骨折:骨折线与骨干纵轴接近垂直
│   ├─ 斜形骨折:骨折线与骨干纵轴斜交成锐角
│   ├─ 螺旋形骨折:骨折线呈螺旋形
│   ├─ 粉碎骨折:骨碎裂成三块以上
│   ├─ 青枝骨折:仅有部分骨质和骨膜被拉长、皱折或破裂
│   ├─ 嵌插骨折:发生在长管骨干骺端密质骨与松质骨交界处
│   ├─ 裂缝骨折:骨折间隙呈裂缝或线状,形似瓷器上的裂纹
│   ├─ 骨骺分离:发生在骨骺板部位,使骨骺与骨干分离
│   └─ 压缩骨折:松质骨因压缩而变形
├─ 根据骨折整复后的稳定程度
│   ├─ 稳定骨折:复位后经适当外固定不易发生再移位者
│   └─ 不稳定骨折:复位后易于发生再移位者
└─ 根据受伤前骨质是否正常
    ├─ 外伤骨折:骨折前,骨质结构正常,纯属外力作用而发生骨折者
    └─ 病理骨折:骨质原已有病变(如骨髓炎、骨结核、骨肿瘤等),经轻微外力作用而发生骨折者

图 3-1　骨折的分类方法

(2)褥疮　褥疮是卧床患者因局部组织长期受压,缺血坏死而发生经久不愈的溃疡。

好发于骶尾部、足跟等骨突部位。多见于截瘫、严重创伤昏迷等患者。对此,应加强护理,早做预防。对褥疮好发部位应保持清洁、干燥,局部放置棉垫、气圈等,减轻压迫,定时翻身及按摩。

(3)泌尿系感染及结石　骨折须长期卧床或截瘫患者,因长期留置导尿管、尿量减少等因素,易行成逆行性泌尿系感染及结

石。应经常冲洗膀胱,定期更换导尿管,并鼓励患者多饮水,保持小便通畅,必要时使用敏感抗生素。

(4)下肢深静脉血栓　骨折患者长期卧床,下肢静脉回流缓慢,易产生血栓。栓塞时患肢出现疼痛、压痛及明显肿胀。明确诊断后可应用抗凝血和溶栓疗法治疗。对本病应以预防为主,目前常采用药物方法(低分子量肝素、口服抗凝药等)和机械物理方法(压差性弹力袜、间歇性腿部充气压迫法等),并鼓励患者早期功能锻炼,促进血液回流,防止血栓形成。

(5)骨化性肌炎(损伤性骨化)　损伤后软组织内出血、施行粗暴的复位手法和被动活动,致骨膜下血肿扩散渗入肌纤维之间,或与深部肌肉内的血肿彼此沟通,血肿机化后,通过附近骨膜化骨的诱导,逐渐变为软骨,然后再钙化、骨化,发生本病,多见于肘关节损伤。明确诊断后可在患者主动活动基础上进行理疗,效果不佳者,行手术治疗。

(6)剖伤性关节炎　关节内骨折未解剖复位或骨干骨折成角畸形愈合,导致关节面不平整或力学改变,引起软骨磨损而形成创伤性关节炎,出现关节疼痛和活动功能障碍。

(7)关节僵硬　长时间的外固定或未及时进行功能锻炼,可引起关节囊及周围软组织黏连、肌腱挛缩等,导致关节活动功能障碍。因此,骨折患者应适时去除外固定并积极进行功能锻炼,并配合理疗、手法治疗等。

(8)缺血性骨坏死　骨折段的血液供应被破坏,可造成骨的缺血性坏死。常见于股骨颈骨折后股骨头缺血性坏死(图5-11)及腕舟骨腰部骨折后近端坏死。

(9)迟发性畸形　少儿骨骺损伤,可影响骨的正常发育,日后逐渐出现的畸形,称迟发型畸形。如儿童肱骨髁上骨折后常出现肘内翻畸形。

第二节 骨折病因病机学研究

一、外因

(1)直接暴力 指引起接触部位骨折的暴力。骨折发生在暴力直接作用的部位,多造成横断或粉碎性骨折,常合并严重的软组织损伤。若发生在前臂或小腿,两骨的骨折线多在同一平面。如汽车撞击、车轮碾压、枪弹伤等造成的骨折。

(2)间接暴力 指引起接触部位以外骨折的暴力,包括传达暴力、扭转暴力及杠杆作用力等。骨折发生于远离暴力作用的部位,多造成斜形或螺旋形骨折,软组织损伤较轻。若发生在前臂或小腿,则两骨的骨折线多不在同一平面。如跌倒时用手掌触地,传导的间接暴力可造成桡骨远端或肱骨髁上等处骨折。

(3)肌肉牵拉暴力 指肌肉因突然、剧烈而不协调地收缩产生的暴力。多造成肌肉附着处的撕脱性骨折,好发部位为髌骨、尺骨鹰嘴、肱骨大结节、肱骨内上髁、髂前上棘、髂前下棘等处。如跌倒时股四头肌强烈收缩造成髌骨骨折,运动员骤然起跑时,股直肌剧烈收缩导致髂前下棘撕脱性骨折。

(4)累积性暴力 指长期反复轻微的外力集中作用于某一部位,逐渐积累而成的暴力。此种暴力导致的骨折,称为疲劳骨折。骨折多无移位,骨折线不清晰,但愈合缓慢,骨折过程与修复过程同时存在。如长途跋涉、行军可导致第 2、3 跖骨疲劳骨折。

二、内因

(1)年龄和健康状况 年轻体健,筋骨坚韧,不易受损;年老体弱,平时缺少运动锻炼或长期废用者,其骨质脆弱、疏松,遭受外力作用容易引起骨折。

（2）骨的解剖位置和结构状况 幼儿骨膜较厚，胶质较多易发生青枝骨折；18 岁以下青少年，骨骺未闭合易发生骨骺分离；老年人骨质疏松、骨的脆性增大，最易发生骨折。又如肱骨下端扁而宽，前面有冠状窝和后面有鹰嘴窝，中间仅一层较薄的骨片，这一部位就容易发生骨折。在骨质的疏松部位和致密部位交接处（如肱骨外科颈、桡骨远端等），或脊柱的活动段与静止段交接处（如脊柱胸腰段等）也易发生骨折。

（3）骨骼病变 如先天性脆骨病、营养不良、佝偻病、甲状腺功能亢进、骨感染和骨肿瘤等常为导致骨折的内在因素。

外力作用于人体，可由于年龄、健康状况、解剖部位、骨结构、骨骼是否原有病变等内在因素的差异，而产生各种不同类型的损伤。不同的致伤暴力又可有相同的受伤机理。例如，屈曲型脊椎压缩性骨折可因从高处坠下，足跟着地而引起，亦可因建筑物倒塌，重物自头压下而发生，但两者都要具备同一内在因素：脊柱处于屈曲位。因此，致伤外力是外因，而骨折则是外因和内因综合作用的结果。

三、骨折的移位

骨折移位方式有 5 种，临床上常合并存在（图 3-2）。

（1）成角移位 两骨折段的轴线交叉成角，角顶突出的方向即为成角方向，如向前（掌侧）、向后（背侧）、向内（尺侧）、向外（桡侧）成角［图 3-2①］。

（2）侧方移位 两骨折段发生侧向移位。四肢骨折时，一般以骨折近段为基准，以骨折远段的移位方向描述为向前、向后、向内、向外侧方移位。脊柱骨折则以下位椎体为基准，以上位椎体移位的方向进行描述［图 3-2②］。

（3）短缩移位 两骨折断端发生重叠或嵌插，造成骨的缩短［图 3-2③］。

（4）分离移位 两骨折段在同一轴线上发生分离，使骨的长度增加,多因肢体重力或过度牵引导致[图 3-2④]。

(5)旋转移位　骨折远段围绕骨的纵轴发生旋转[图 3-2⑤]。

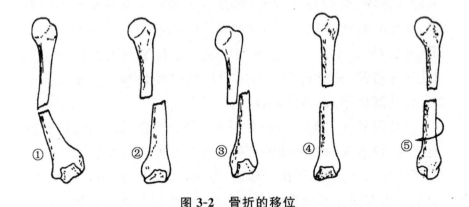

图 3-2　骨折的移位

①成角移位;②侧方移位;③缩短移位;④分离移位;⑤旋转移位

第三节　骨折的诊断、整复及固定方法

一、骨折的诊断

骨折的诊断是根据望、闻、问、切四诊检查和 X 线检查,从而做出骨折是否存在、骨折部位和类型、移位的方向大小、有无并发症存在的过程。

在骨折的诊断过程中,应注意防止只看表浅伤,不注意骨折;只看到一处伤,不注意多处伤;只注意骨折局部,不顾全身场情;只顾检查,不顾患者痛苦和增加损伤。

骨折的诊断应依据患者的受伤史、临床表现和 X 线检查来作出。

(一)受伤史

即患者的受伤经过,主要包括暴力的形式、大小,作用方向、部位,患者受伤时的体位、姿势,受伤的时间及受伤现场情况。确切的受伤史,对指导检查、决定诊断和处理甚为重要。通过受伤史的了解,可初步判定骨折的部位、类型、轻重程度及有无并发症。

(二)临床表现

1. 全身症状

部位局限的轻微骨折可无全身症状。一般骨折,由于瘀血停聚,积瘀化热,患者可出现发热(38℃以下),5~7天后体温逐渐降至正常,无恶寒或寒战,兼有口渴、口苦、心烦、尿赤便秘、夜寐不安,脉浮数或弦紧,舌质红、苔黄厚腻。

严重开放性骨折、多发性骨折,股骨干、骨盆部位骨折,或骨折合并内脏损伤者,患者可出现创伤性体克。早期症见烦躁、多语、脉虚数、大汗、面色苍白、血压下降等,继则出现精神萎靡、表情淡漠、四肢厥冷、口渴、心悸气促、脉微细欲绝等危重症,若不及时抢救,可致死亡。

开放性骨折若合并感染,则会出现体温持续升高,超过38℃以上,伴头痛恶寒,有汗或无汗,周身不适,血象升高。伤口局部红肿热痛。

2. 局部症状

(1)一般症状

①疼痛和压痛。骨折后脉络受损,气机凝滞,阻塞经络,不通则痛,故骨折部出现不同程度的疼痛、直接压痛和间接压痛(纵轴叩击痛和骨盆、胸廓挤压痛等)。

②肿胀和瘀斑。骨折后局部经络损伤,营血离经,阻塞络道,瘀滞于肌肤腠理,而出现肿胀。若骨折处出血较多,伤血离经,通过撕裂的肌膜及深筋膜,溢于皮下,即成瘀斑,严重肿胀时还可出现水疱、血疱。

③活动功能障碍。由于肢体失去杠杆和支柱作用,及剧烈疼痛、筋肉痉挛、组织破坏所致。一般来说,不完全骨折、嵌插骨折的功能障碍程度较轻;完全骨折、有移位骨折的功能障碍程度较重。

（2）特征症状

①畸形。骨折后,由于骨折端不同形式的移位,会引起肢体外形改变而产生畸形。骨折移位的程度和方向,一方面与暴力的大小、作用方向及搬运情况等外在因素有关;另一方面还与肢体远侧端的重量、肌肉附着点及其收缩牵拉力等内在因素有关。

骨折移位的方式有下列 5 种,临床上可合并存在。成角移位:两骨折端相抵或交叉成角,患肢局部呈成角畸形。侧方移位:两骨折端移向侧方,患肢局部呈增粗或突起畸形。缩短移位:骨折端互相重叠或嵌插,骨的长度因面缩短,患肢呈缩短畸形。分离移位:骨折端互相分离,骨的长度增加,患肢呈增长畸形。旋转移位:骨折端围绕骨之纵轴而旋转,患肢呈旋转畸形。

②骨擦音。由于骨折端相互摩擦或碰撞所发出的粗糙声音或感觉,故也称骨擦感。一般在检查时按压骨折处或搬动患肢时常可出现。此体征在完全骨折、粉碎性骨折时较为明显,而不全骨折、嵌插骨折或骨折端有软组织嵌入时,可无骨擦音。骨擦音虽有助于骨折的诊断,但要注意不应有意寻找骨擦音,否则有可能增加组织损伤,加重骨折移位,增加病人痛苦,也可能会磨平骨折端的齿状突起,影响骨折复位后的稳定性。

③异常活动。骨干部无嵌插的完全骨折,在移动伤肢或摇动伤肢的远端时,骨折处出现好像关节一样能屈曲、旋转等不正常的活动,又称假关节活动。

畸形、骨擦音、异常活动是骨折的特征症状,这三种特征只要有其中一种出现,即可在临床上初步诊断为骨折。

（三）X 线检查

诊断骨折,应常规 X 线摄片检查确诊,并明确骨折类型、移位方向、骨折端形状等情况。

有些无移位的腕舟状骨、股骨颈骨折早期,或肋软骨骨折,X 线片不容易发现。当 X 线片与临床其他诊断有矛盾,尤其是临床上有肯定体征,而 X 线片显示阴性时,必须以临床诊断为主,或是进一步做 CT 或 MRI 检查予以证实,或是加摄健侧 X 线片对比,确定是否有骨折。若仍不能排除骨折,应定期随诊,再行摄片或其他影像学检查,加以证实或排除。

临床检查应与 X 线等影像学检查相互补充,彼此印证,使诊断更为确切可靠。在急救现场,缺乏 X 线设备时,主要依靠临床检查来诊断和处理骨折。

二、骨折整复方法

(一)骨折闭合整复方法

根据骨折时间、骨折部位、类型及移位程度不同,复位方法分为闭合整复、切开整复两种。闭合复位又分为手法复位和持续牵引复位,持续牵引复位既有复位作用,又有固定作用。

1. 骨折手法整复

应用手的功能使骨折复位,称之为手法复位。"手法"间而言之,就是手的技巧,骨折整复、关节脱位,软组织损伤的梳理皆依赖手法治疗。故清代钱秀昌在《伤科补要》中总结:"夫手法者,谓以两手按置所伤之筋骨使仍复与旧也……其痊愈可之迟速,或遗留残疾与否,皆关乎手法之所得施得宜或失其所宜,或未尽其法也。"适应证:稳定性骨折指复位后不会或难以再移位者。一般为横行骨折,或青枝骨折伴有成角移位者,手法复位一般无年龄限制。

(1)手法准备 "素知其体相,识其部位,一旦临证,机触于外,巧生于内,手随心转,法从手出。"施行手法者做到手摸心会,胸中有数,也就是手摸骨折断端移位方向,利用 X 线明确致伤原因、受伤的外力性质、作用方向、受伤时间、局部情况、骨折部位、类型、断端移位方向程度等构成骨折移位的立体形象。整复时做到胆大心细、机智勇敢、动作熟练、稳重、施展手法。手法要轻缓，徐徐进行。禁忌粗暴，避免神经、血管损伤。总之，要做到早、稳、准、巧的原则。对于老年人，体弱多病，病情严重、妇女妊娠期、局部皮肤感染、类风湿、恶性肿瘤、骨髓炎、骨结核病人慎用手法。

（2）助手的配合　施行手法时有时单独一个人是不能完成的。复位成功与否，与助手的密切配合有直接关系。复位时往往需要多人配合，一般需要 2～3 名助手的配合。助手起到对抗性牵引，矫正骨折的重叠畸形及在手法整复后扶持伤肢位置的作用。

（3）整复体位　施行手法整复者及助手，应站立在便于手法操作的位置。患者可根据年龄、身体健康，骨折部位，采取卧位（仰卧、侧卧、俯卧）或者坐位，将伤肢放置在肌肉松弛位置。助手牵引着力处根据不同类型骨折采用合乎解剖生理功能的位置，或者根据骨折近段移位方向，放置外展、内收、屈曲、内外旋转的位置。如前臂及中下 1/3 骨折，前臂在中立位置，即手掌及前臂掌侧与地面平行，上 1/3 骨折要旋后位，即手掌及前臂掌侧与地面呈 45°倾斜。

（4）复位原则　《医宗金鉴》中一段文字描写了骨折变位的各种形式："凡骨之跌伤错落，或断而两分，或折而陷下，或碎而散乱……徐徐接之"，逆损伤，原位复位，或"以子找母"，或"欲合先离"，或"矫枉过正"，或"欲左先右，欲整先歪"或"逆损伤机制"，骨折复位时需子骨（远折段）服从母骨（近折段）。

（5）整复方法　不同类型的骨折适合其类型的整复方法，同时根据解剖特点及生理特点进行骨折的整复。整复手法是骨折治疗的最关键环节。1965 年天津医院的尚天裕等骨科前辈提出新的整复八法，即"手摸心会、拔伸牵引、旋转屈伸、提按端挤、摇摆触碰、夹挤分骨、折顶回旋、按摩推拿"。

①手摸心会。在骨折复位之前了解骨折移位情况的重要手法。通过 X 线摄片或透视证实骨折类型、断端移位方向，将影像

学特征与通过触摸,在术者头脑中构成一个骨折移位图像结合,触摸时先轻后重、由浅及深、从远到近、两端相对。必须到达"知其体相,识其部位,一旦临证,机触于外,巧生于内,手随心转,法从手出"。经手法复位后,亦可通过触摸,了解是否复位满意。

②拔伸牵引。按照"欲合先离,离而复合"的原则,开始牵引时,肢体先保持在原来的位置,沿着肢体纵轴,由远近骨折段对抗牵引,把刺入骨折部周围软组织内的骨折断端慢慢地拔伸出来,牵引用力以病人肌肉强度为根据,小儿、老年人及女性患者,牵引力不能太大,反之,青壮年男性患者,肌肉发达,则需要使用大力。对肌群丰厚的患肢如股骨干,则应结合骨牵引,以帮助矫正重叠移位。肱骨干骨折,虽肌肉比较发达,但在麻醉下重叠移位比较容易矫正,若用力稍大常易招致断端分离,拔伸手法可为下一步手法创造条件,且在施行其他手法时仍须维持一定的拔伸牵引力,做好整复固定或者贴敷膏药。

③旋转屈伸。主要矫正骨折断端间成角畸形。如伸直型肱骨髁上骨折需要在牵引下屈曲,而屈曲型则需要在牵引下伸直;伸直型股骨髁上骨折可以利用胫骨结节穿针做膝关节屈曲牵引,而屈曲型则需要在股骨髁上穿针做膝关节伸直位牵引,骨折方能对位。对多轴性关节,如肩、髋关节附近的骨折,一般有3个平面上的移位,即水平面、矢状面、冠状面的骨折,复位时要改变几个方向,才能将骨折整复。如内收型肱骨外科颈骨折,病人在仰卧位,牵引方向是先内收后外展,再前屈上举过顶,最后内旋叩紧骨折断端,然后慢慢放下患肢,才能矫正其嵌插、重叠、旋转移位和向内、外、前方的成角畸形。

④提按端挤。用于矫正侧方移位,内外侧移位用端挤手法,掌背侧移位用提按手法。重叠、旋转、成角畸形矫正后,侧方移位就成为骨折的主要畸形,对于侧方移位,可用拇指直接用力,作用于骨折断端迫使其就位。以人体中轴为界,内外侧移位(即左右移位)用端挤手法,前后侧移位(即掌背移位)用提按手法。

⑤摇摆触碰。经上述手法复位后,通过摇摆触碰,使骨折断

端接触得更加紧密、稳定；对扣捏合适用于分离性或粉碎性骨折。

⑥夹挤分骨。用于矫正两骨并列部位的骨折移位，凡两骨并列部位的骨折，如尺桡骨、胫腓骨等，整复时应以两手拇指与食、中、环三指分别置于骨折的掌背侧双骨间，沿肢体轴线相对用力挤压，纠正骨端互相并拢及成角移位，恢复正常骨间隙。

⑦折顶回旋。折顶时，术者两手拇指抵压于突出的骨折一端，其他四指重叠环抱于下陷的骨折另一端，两手拇指用力向下挤压突出的骨折端，加大骨折端原有的成角，依靠拇指感觉，估计骨折的远近断端骨皮质已经对顶相接，然后骤然反折，此时环抱于骨折另一端的四指将下陷的骨折端持续向上提，而拇指仍然用力将突出骨折端继续向下按，在拇指与其四指间形成一种捻搓力（剪力）。用力大小以原来重叠移位多少而定，用力方向可正可斜。单纯前后方重叠移位者可正向折顶，同时还有侧移位者可斜向折顶，通过这一手法，不但可以矫正重叠移位，侧方移位也可一起得到矫正。前臂中、下 1/3 骨折，一般多采用分骨、折顶手法，可获得成功复位。

回绕手法多用于骨干折断端之间有软组织嵌入的股骨干或肱骨干骨折；手法时应先加重牵引，使骨折端分开，嵌入的软组织常常可自行解脱；然后放权牵引，术者两手分别握住远、近骨折端，按原来骨折移位方向逆向回绕，引导骨折断端相对，可从骨折端相互骨擦音的有无和强弱来判断嵌入的软组织是否完全解脱，背对背移位的骨折以骨折移位时的相反方向施行回绕手法，常可使背对背的骨折断端成面对面。

⑧按摩推拿。主要是调理骨折周围软组织，使扭转曲折的肌肉、肌腱等软组织舒展、通达，起到散瘀舒筋的效果。

"正骨八法"中手摸心会最重要，其余各法做到稳、准、轻、巧。稳：对整复方法做到心中有数，不慌乱，做到手随心转；准：整复者手法到位，既有推力又有拉力，做到法从手出；轻：手法要轻，但对于严重移位者要重，根据移位情况，力量适中，避免加重软组织损伤；巧：整复要按照步骤，充分发挥灵活快速的连续操作。

2. 骨折器械整复

采用某些器械如上肢螺旋牵引架,尺桡骨复位牵引装置及跟骨复位器等,协助助手对骨折复位。主要用于非稳定性的尺桡骨双骨折,一般手法整复后难以维持位置的稳定性。因此,多需要器械帮助复位。跟骨骨折,此种松质骨骨折后呈粉碎状,因而难以复位,一般采用可恢复跟骨形态的跟骨复位器进行。大骨骼骨折:下肢骨折手法整复后难以达到所需要的牵引力,故多需要在下肢螺旋牵引架上进行,此法主要用于肌力较强的年轻人,幼儿及高龄患者慎用。适合全身状况较佳,无全身严重性疾病患者。

3. 骨折牵引整复

牵引整复,既可用为复位的方法,又是维持复位的措施。主要用于手法牵引不能复位、或复位后不稳定的骨折。在手法中讲到拔伸牵引是在短暂的时间内使重叠畸形得到矫正,与其他手法相配合而完全复位。拔伸牵引手法,亦称暂时牵引。有些特殊部位的骨折及不稳定性骨折,采用牵引方法可以复位,并需要长时间的牵引作用防止再重叠移位,将维持时间长的牵引方法,称为持续牵引。如颈椎骨折脱位、股骨颈骨折、股骨转子间骨折可以用持续牵引,并可以起到固定作用。又如粉碎、大斜形、大螺旋等不稳定性骨折,尤其是股骨干骨折先进行牵引,配合手法复位,复位固定后继续牵引,或者是不适合手术的病例,如颈椎脱位一般需要牵引方能达到复位的目的,牵引无效者则需要开放复位。幼儿股骨干骨折指 4 岁以下者,一般均采用双下肢悬吊牵引,既能治疗又能方便护理。年迈者既不能长期忍耐石膏固定,又不适合手术,股骨转子间骨折多见。持续牵引按牵引的形式可分为皮肤牵引、骨牵引、布带牵引 3 种,而按牵引性质可分为滑动牵引、固定牵引两类。

(1)皮肤牵引　用橡皮条粘贴于皮肤上,或者用泡沫做成牵引用具绑扎伤肢远段上,牵引的重力通过皮肤、肌肉、作用于骨折远折端的一种拉力,亦称为间接牵引。其牵引重量不超过 5kg,作用时间短,不能超过 4 周,时间过久易从皮肤上脱落,如需延长牵引时间者,得重新更换橡皮膏。

皮肤牵引常应用于老年人肌肉消瘦或下肢稳定性骨折手法复位后的患者,8 岁以下的儿童骨折。如老年人的股骨颈外展骨折、股骨转子间骨折、肱骨外科颈骨折的用手皮肤牵引,儿童的股骨干或肱骨骨折肿胀严重者的牵引治疗。

患者如有外伤、溃疡、静脉曲张、皮肤病,或对橡皮膏过敏者,禁用皮肤牵引;成年人及 5 岁以上的儿童股骨干骨折,可以将伤肢放置在布朗架上进行滑动牵引;4 岁以下儿童则进行双腿悬吊牵引。

(2)骨牵引　在无菌条件下将消毒的克氏针或骨圆针穿过骨骼,牵引力直接作用在骨骼上,成为直接牵引。牵引重量最大可达 15kg 左右,作用时间长,只要针孔不感染,骨孔不扩大就可以继续使用。有利于伤肢练功,病人痛苦小,比皮肤牵引舒服。一般除 8 岁以下的儿童不进行骨牵引,常用的骨牵引有颅骨牵引、尺骨鹰嘴牵引、股骨远端牵引、胫骨结节牵引、跟骨牵引等。

(3)布带牵引　用布和皮带制作的牵引用具,对颈椎骨折脱位移位不大的骨折、颈椎病、骨盆骨折、腰椎骨折脱位、腰椎间盘突出症的复位治疗效果较好。后踝骨折用织套牵引可达到解剖学复位。

(二)骨折切开整复方法

指通过外科手术达到骨折还纳原位者,一般与内固定同时完成。多适用于手法复位失败者,多因软组织嵌顿或其他原因无法获得功能对位者。关节内骨折使用一般手法复位难以达到复位的目的者;由于肌肉的牵拉而使骨折断端分离远,手法复位后外固定不能维持对位者,如髌骨骨折、尺骨鹰嘴骨折、胫骨结节骨折及髂前上棘骨折等;合并血管神经损伤,需要手术探查或重建骨支架者,及同时复位、固定者,如部分性和完全性肢体断离;多发骨折，尤其适合用于同一骨骼多处骨折，或者同一肢体多处骨折，用闭合复位难以到达复位者；陈旧性骨折，因局部血肿机化，一般闭合复位难以到达复位者；长骨骨干不稳定性骨折，手法复位不满意，又不宜应用牵引方法治疗者，而用内固定又有较好的疗效；其他，指因外观需要进行解剖对位之骨折，如因职业需要进行内固定早期活动的骨折，可酌情进行开放复位。

术前准备按一般手术常规包括皮肤准备及使用抗生素等，器械准备除开放复位所需要的器械外，应同时准备骨折固定术器械，其他准备，如患者备血，精神准备等。

术中注意严格无菌操作，减少软组织损伤，直视下无法直接复位者术中在 X 线光机透视下复位，术后常规治疗，定期复查 X 线片观察骨折对位情况。

关于切开复位时机的选择，新鲜骨折一般在 2 周内实行切开复位多无困难，且不延迟骨折愈合。但在某些情况下则应早期施行，如局部皮肤擦伤，延缓时间可能招致感染者，或肢体肿胀将有水疱形成者，特别是对于肘部，小腿和踝关节部位均有这类情况以早期手术为宜。

（三）骨折微创整复方法

如关节镜微创技术治疗关节内骨折，使骨折的复位更接近解剖复位，而切口更小，使骨折端的血供破坏更少，有效地减少了术后的并发症，使患者的康复更快。脊柱经皮微创技术也让骨折整复变得更加精确。通过经皮撬拨整复能解决跟骨骨折关节面塌陷问题，通过新型影像学设备的引导，配合新型组织填充材料，精确找到骨折部位，完成脊柱骨折的复位和填充。最新开展的计算机辅助骨科微创手术（CAOS）综合了当今医学领域的多项先进设备：计算机断层扫描（CT）、磁共振成像（MRI）、数字血管造影（DSA）、超声成像（US）等，对人体骨骼肌肉的解剖进行显示，能使医生进行精确的术前和术中定位，通过医学影像交互，建立病人手术部位形态，功能和特征的三维立体模型手术场景，对于人工关节置换,椎体骨折椎弓根钉的植入,骨盆骨折以及其他部位的复杂骨折能更精确地复位,避免各种血管、神经的损伤,缩短术中操作时间,减少并发症的发生。

总之,外力使骨的应力部位连续性丧失;加之肢体的重力和肌肉的收缩,相继作用造成错位、成角、重叠、旋转,如果瞬间暴力过大则会造成粉碎性骨折。骨折整复是解决由于累积应力或者外力使骨的解剖形态改变,骨与关节的功能受限,通过手法或器械整复达到恢复骨折的对位、对线,以及恢复骨与关节的功能的目的。通过整复使骨折正确对位,才能给骨折固定,功能锻炼和骨痂生长愈合创造良好的条件,使后遗症减到最少,其中对于骨折可以采用闭合复位,有限切开复位微创治疗,切开复位治疗等整复方法,由各部骨与关节的生理特点以及骨折特点决定骨折采用何种治疗方法,闭合整复,有限切开复位,切开复位各有最佳适用范围。掌握各种治疗方法的适应证、时机,从而平衡治疗方案对患者的最佳收益是治疗中最关键的环节,也是目前骨折整复中的研究热点。

三、骨折固定方法

(一)夹板固定方法

1. 目前临床基本认同的适应证与禁忌证及注意事项

(1)适应证 ①四肢闭合性骨折经手法复位成功者,有时需配合牵引;②关节内及近关节骨折经手法复位成功者;③四肢开放性骨折,创面小或经处理闭合伤口者;④陈旧性四肢骨折运用手法复位者;⑤对于功能要求较低,因年老体弱等原因不能手术的患者;⑥希望快速康复恢复肢体功能者。

(2)禁忌证 ①较严重的开放性骨折;②难以整复的关节内骨折和难以固定的骨折,如股骨颈骨折、髌骨骨折、盆骨骨折等;

③肿胀严重伴水疱者；④伤肢远端脉搏微弱，末梢血运较差或伴有血管损伤者；⑤部分复杂骨折，难以维持良好的复位，从而导致关节面不平整等，继发疼痛及关节功能障碍者。

（3）注意事项　①抬高患肢；②观察患肢血运；③适时调整扎带的松紧度；④定期做 X 线检查；⑤防治发生压迫性溃疡；⑥及时指导患者功能锻炼；⑦尽早解除外固定，一般不超过 21～24 天，防止周围软组织挛缩；⑧拆除夹板后尽早采取按摩推拿治疗，以改善局部微循环，解除黏连；⑨第 1 周内如果骨折无移位并且无明显不适就不宜过多调节扎带的松紧；⑩严禁暴力被动活动和强力的牵拉按摩，以防发生创伤性骨化肌炎。

2. 夹板和其他治疗方法的联合应用研究现状

在使用夹板固定的同时联合其他方法，一方面可以提高疗效，另一方面也克服了部分夹板外固定的缺点，拓展了夹板外固定的使用范围。

（1）联合中药内服外敷　据报道不同地区的多组作者分别采用硬纸夹板外固定并结合各自的中药敷贴等治疗桡骨远端骨折，发现明显促进骨折愈合，缩短骨折愈合时间；还有作者报道手法复位加小夹板固定跌打膏外敷治疗老年桡骨远端骨折，对腕关节、指间关节及掌指关节的功能活动影响较小，有利于早期就进行功能锻炼；另一作者用杉树皮夹板固定治疗老年肱骨近端骨折，再根据创伤骨科三期用药原则内服中药，观察发现骨折愈合及肩关节功能恢复均较好。

（2）联合其他外固定　近来不少作者探讨桥式钢丝夹板配合小夹板外固定治疗多种四肢骨折，效果良好。经比较分析发现，治疗 colles 骨折，U 型石膏夹板加小夹板序贯固定在维持桡骨高度及腕关节功能恢复方面优于单纯的 U 型石膏固定或小夹板固定。也有作者认为，用小夹板固定配合外展架治疗老年肱骨近端骨折，能减小分离移位的可能性、减少肩关节外展角度丢失。

（3）联合内固定　在临床实际工作中，许多临床医生采用经皮钳夹复位配合小夹板外固定,治疗胫骨中下段斜形或螺旋形闭合性骨折,发现可达到解剖对位,且创伤小,不损伤骨膜,能最大限度地保留骨折端的血供。还有作者探讨可膨胀式髓内钉联合小夹板治疗肱骨干骨折的疗效,结果非常满意。

(二)石膏固定方法

1. 石膏外固定的应用现状

石膏外固定使用前应做皮肤准备,即清洁皮肤,伤口清创包扎,骨突位置保护;其次要做石膏准备,选择厚度应根据石膏固定部位,上肢一般是 12～14 层,下肢一般为 14～16 层,以包围肢体周径 2/3 的宽度为宜,同时准备衬垫和绷带。在进行石膏外固定时,需要注意石膏型的开窗和伸侧切开。开窗一般将从窗口切下的石膏块保留再用绷带封上,再加一个外压力,以防止和治疗肿胀,头颈胸石膏须在喉头部开一个小长方形的窗口,以利病人呼吸、下咽及发生意外的急救;躯干部石膏型,需在上腹部开一个 15cm×18cm 大小的窗口;需继续更换敷料或拆线的部位注意开窗。石膏的伸侧切开适用于需矫正成角畸形者,即于肢体成角畸形的凹侧面,环绕石膏型横形锯开 2/3,在切口缝里嵌入一块木块,使切口撑开到需要的程度,然后石膏封上。

石膏术后应注意维持石膏固定位置,直至石膏完全凝固;搬运时注意勿折断,否则及时修补;抬高患肢,防止肿胀;密切观察远端肢体血运、感觉、运动情况;注意石膏固定部位保暖,防止冻伤;肢体肿胀消退后,如石膏过松,应及时更换。

2. 常用的石膏包扎技术

(1)手部石膏固定 适用范围为腕或掌骨骨折,应自肘部下方至掌指关节,如指骨骨折,应包到指尖部。位置于手指半屈,腕关节背伸30°,拇指对掌位。

(2)前臂石膏固定 适用范围为肘下至掌横纹;位置在前臂

中立位,腕关节背伸 25°～30°,手指功能位。

（3）上肢石膏托　适应证为前臂中 1/3 至上臂中下 1/3 的损伤；包扎范围为肩峰下 8～10cm 到掌指关节。位置于屈肘 90°,腕背伸 30°,前臂中立位,或根据病情需要。

（4）小腿石膏托　适用于足部及踝部的固定；适用范围为胫骨结节至趾尖跖侧 0.5～0.8cm,背侧到跖趾关节；方法为平卧,患肢髋、膝关节屈曲位,前足既不外翻也不内翻,踝 90°。

（5）下肢石膏托　适用于膝关节疾患,小腿部骨折(青枝),股骨髁部骨折；范围为腹股沟至足趾尖,膝关节、踝关节置于功能位。

（三）牵引固定方法的应用

1. 目前临床常用的骨牵引方法

目前临床常用的骨牵引穿针部位有尺骨鹰嘴、胫骨结节、跟骨、股骨髁上部、颅骨牵引。

确定牵引针(或钉)出入点后,按常规消毒、铺单、做局部浸润麻醉,深达骨膜下。入口范围稍小,出口处呈伞状浸润。

助手将穿针处皮肤稍向上后牵动(与牵引时方向相反),在进针过程中应密切注意针尖方向,并不断加以校正。一般术者注意水平方向,助手注意高低。

将牵引针的两端妥善安装于牵引弓上(针尖不应外露,以免刺伤或钩破被褥),通过牵引绳、滑轮、牵引支架及重量等进行牵引。

根据牵引重量不同,床脚可抬高 10cm。并注意牵引力线,消除阻力。

颅骨牵引:术前剃光头发,麻醉后做一小切口直达骨外板,选用安全钻头钻穿颅骨外板(切勿进入内板,钻孔方向应与牵引弓上钉尖方向相一致),将牵引弓两侧的钉尖插入此孔,旋紧固定螺丝,扭紧固定,以防滑脱。

2. 目前临床常用的骨牵引并发症的处理

(1)关于预防针道感染的护理问题　目前对针道的预防感染研究主要有两种观点，一种观点是要经常使用消毒剂消毒针道，保持局部清洁，防止细菌繁殖。另一种观点是少用消毒剂，减少对针道刺激，敞开引流，保持局部皮肤干燥。

(2)其他并发症的处理　骨牵引术常见的并发症有足下垂、压疮、便秘、尿潴留和泌尿系统感染、坠积性肺炎等。做好骨折病人骨牵引术护理是减少骨牵引术并发症的主要因素。对牵引的不同阶段采取不同的护理措施极为重要，当牵引出现并发症时，我们应该严密观察地达到预期目标。其作为分期治疗的一种措施，临时外固定支架固定通常选用三角形外固定支架或者单侧外固定支架。另外，小腿外伤致 Gustilo Ⅲ 型开放性骨折的患者也越来越多，此类骨折不仅涉及软组织严重损伤，且多伴有血管神经挫裂伤，远侧血供障碍，处理较为棘手。有作者探讨负压封闭引流技术(VSD)结合外固定支架治疗下肢 Gustilo Ⅲ 型骨折临床效果，结果发现两者结合效果最为满意。

外固定支架所具有的共同优点有：穿针方便，创伤小，与切开复位内固定相比减轻了病人的手术创伤；闭合性骨折穿斯氏针外固定，几乎没有出血，老弱病残者多能承受此类手术；不剥离骨膜，保护了骨折端的血供，有利于骨折愈合；与小夹板，石膏，支具等相比，利用固定针控制，固定骨骼更为稳定，可靠；外固定支架固定开放性骨折便于伤口冲洗或换药处理，有利于软组织修复使伤口早期愈合，明显优于小夹板，石膏和支具等外固定，也避免了切开复位内固定导致伤口感染的危险；可利用固定针对骨折端施加压力，促进骨折愈合，也可用于治疗骨折延迟愈合或骨折不愈合；可通过固定针对关节施加牵伸撑开力，增大关节间隙，减轻关节面压力，以利于关节面塌陷骨折的复位和愈合，可保证关节的早期磨合，有利于关节内骨折骨痂的形成，促进关节面恢复平整，预防创伤性关节炎的发生；可通过固定针对骨折端施加牵伸力，便于矫正缩短移位;利用外固定支架固定骨折,便于断肢再植手术的尽早实施;可早期进行关节锻炼,避免了关节僵硬的并发症;住院时间短,减轻了患者的医疗费用;骨折愈合后无需任何麻醉,即可很容易地取出固定针,无需二次手术。另外,钩槽式外固定支架还具有稳定性好,不易滑动和松动,进针点不受限制,可根据骨折情况选择最佳进针点等优点;半环槽式外固定支架更加稳定,且固定针小,适用于骨骼细小的青少年、妇女和老年人。

外固定支架的缺点主要表现在:有针眼创伤,针眼对于骨骼和软组织均有一定损伤,需在麻醉状态下实施穿针手术,具有一定危险性。外固定支架需经皮穿针至骨,可能会造成患者的恐惧心理而不愿接受治疗。影响美观;针眼异物反应,表现为针眼渗液、针眼周围皮肤无红肿,分泌物细菌培养阴性;针眼感染问题;影响肢体活动,尤以膝关节受限明显;固定针松动及脱出;固定针折断的问题;针眼骨折,多发生于粗大的固定针固定较细小骨骼的骨折之后,尤其是直径 6mm 的固定针用于固定胫腓骨骨折或前臂骨折;再次骨折,常见于外固定支架拆除过早或刚拆除后不慎又滑倒等;骨折延迟愈合,主要由于骨折损伤严重,软组织挫伤严重,发生在骨折难愈合部位,外固定支架的应力遮挡,外固定支架固定力欠稳定;骨折再移位的问题;骨折畸形愈合等等。

第四节 骨折的愈合问题

一、影响骨折愈合的因素

(一)全身因素

(1)年龄 骨折愈合速度和年龄关系密切,年龄越小,愈合速度越快。这是因为少儿组织再生和塑形能力强,而老人骨质疏松,代谢水平低。如股骨干骨折,新生儿 2 周即可愈合,小儿需要 4 周,成年人需 8~12 周,老年人时间更长。

(2)健康情况 身体健壮者,骨折愈合速度较快;体质虚弱、营养不良及糖尿病、恶性肿瘤等慢性消耗性疾病患者骨折愈合时间延长。

(二)局部因素

(1)损伤程度 有大块骨缺损或周围软组织损伤严重、断端形成巨大血肿或骨膜损伤者,骨折愈合较慢,如粉碎性骨折。

(2)骨折断面的接触 骨折断面接触大则愈合快,接触小则愈合慢,故骨折整复后对位良好者,骨折愈合较快。断面如有肌肉、骨膜等嵌入时,阻碍断面的接触,可造成骨折迟缓愈合甚至不愈合。

(3)骨折断端的血供 断端周围的血供是决定骨折愈合快慢的重要因素。血供越丰富,骨折愈合越快。故松质骨骨折和干骺端骨折愈合较快。而血供不良部位的骨折如腕舟骨、股骨颈、胫骨下 1/3 骨折则愈合缓慢,甚至发生迟缓愈合、不愈合及缺血性骨坏死。

(4)感染 感染可引起骨及软组织坏死,造成骨折延迟愈合或不愈合。

(三)治疗因素

(1)反复的手法复位 反复多次的手法复位可加重骨折周围软组织及骨外膜的损伤,影响骨折的愈合。

(2)切开复位 手术过程中可因损伤骨外周血管、广泛剥离骨膜而影响骨的血供,造成骨折延迟愈合或不愈合。

(3)过度牵引 过度牵引会造成骨折断端的分离移位,影响骨折愈合。所以在持续牵引过程中要严密监测患肢的长度变化和骨折断端的接触情况,避免过度牵引。

(4)固定不当 固定力度不够,骨折易发生再移位,造成断端接触不良及周围再生的毛细血管撕裂;固定太过则造成局部血运不佳,骨代谢减退,二者均可影响骨折的愈合。

(5)功能锻炼不当　过早或强度过大的功能锻炼,可使骨折断端产生扭转及剪切应力,干扰骨折的固定和骨痂生长,影响骨折的愈合。

二、骨折畸形愈合骨不连及骨延时愈合

骨折的愈合是指骨折断端间的组织修复反应过程,这种修复反应有别于其他一般组织修复的瘢痕形成,而是最终产生与骨的原有模式几乎一致的组织。一般而言,骨折愈合过程大致经历血肿机化期,原始骨痂形成期,骨痂改造塑形期 3 个阶段。各阶段紧密联系,相互重叠进行。整个愈合过程是一个连续不断的修复过程。骨折端的修复过程缓慢,超过了同类骨折治疗固定所需的平均时间,称为骨折延迟愈合。骨折端的修复反应中断停止,则称为骨折不愈合。

骨折畸形愈合、迟缓愈合、不愈合的处理原则:内治法应加强使用养气血、补肝肾、壮筋骨药物,外治法应按具体情况予以处理。

(1)骨折畸形愈合　骨折发生重叠、旋转、成角而愈合,称骨折畸形愈合。只要在整复后,给予有效的固定、合理的功能锻炼,并密切观察或做 X 线复查,发现骨折断端再移位及时给予矫正,骨折畸形愈合是可以防止发生的。若骨折后仅 2～3 月左右,因骨痂尚未坚硬,可在麻醉下,用手法折骨,再行整复,给予正确的局部固定,使骨折在良好的位置中愈合。但邻近关节与小儿骨骺附近的畸形愈合,不宜做手法折骨,以免损伤关节周围韧带和骨骺。畸形愈合如较坚固,手法折骨不能进行时,可手术切开,将骨折处凿断,并清除妨碍复位的骨痂做新鲜骨折处理矫正畸形,选用适当的外固定或内固定。对肢体功能无影响的轻度畸形,则不必行手术矫正。

(2)骨折迟缓愈合　骨折经处理后,愈合速度缓慢,已超出该类骨折正常临床愈合时间较多,骨折端尚未连接,且患处仍有疼

痛、压痛、纵轴叩击痛、异常活动现象，X线片上显示骨折端所产生的骨痂较少，骨折线不消失，骨折断端无硬化现象，而有轻度脱钙。但骨痂仍有继续生长的能力，只要找出发生的原因，做针对性的治疗，骨折还是可以连接起来的。骨折迟缓愈合，因固定不恰当引起者，常见于股骨颈囊内骨折后，骨折断端往往存在剪力和旋转力，一般的外固定，尚不能控制这两种伤力，比较理想的治疗是应用螺纹钉内固定或钢针闭合内固定。腕舟状骨骨折，常存在剪式伤力，而局部血液供应也较差，应做较大范围和较长时间的固定。感染引起者，只要保持伤口的引流通畅和良好的制动，经过有效抗菌药物的应用，还是可以愈合的。如果感染伤口中，有死骨形成或其他异物存留，应给予清除。过度牵引引起者，应立即减轻重量，使骨折断端回缩，鼓励患者进行肌肉舒缩活动。如骨折断端牵开的距离较大骨折愈合十分困难者，可考虑植骨手术治疗。

（3）骨折不愈合　骨折所需愈合时间再三延长后，骨折仍没有愈合，断端仍有异常活动，X线片显示骨折断端互相分离，骨痂稀少，两断端萎缩光滑，骨髓腔封闭，骨端硬化者，称骨折不愈合。临床上常由于骨折端夹有较多的软组织，或开放性骨折清创中过多地去除碎骨片，造成骨缺损，多次的手术整复破坏了骨折部位的血液循环，对造成骨折迟缓愈合的因素没有及时去除，发展下去也可造成骨不愈合。常用的有效治疗方法为植骨术。

第五节　开放性骨折

开放性骨折由于伤因以及外力大小和作用方式不同，伤情可有很大差异，但其共同特点是开放性骨折合并软组织开放伤、细菌污染和异物存留。因此，控制感染，使伤口顺利愈合并使骨折愈合不受影响，最大限度地保持肢体功能，是处理任何类型开放性骨折的关键所在。

一、彻底清创

清创的目的,是使开放污染的伤口通过外科手术转变为接近无菌创面,从而为组织修复和骨折治疗创造条件。彻底清创是防止开放性骨折发生感染的最根本措施,应强调尽早进行,不宜拖延。

1. 清创术的时间

任何开放性损伤,均应争取尽早进行清创手术。通常伤后6～8h以内,污染的伤口细菌尚未侵入组织深部,是清创术的黄金时间。对于污染不太严重的伤口,可把创口内的异物、坏死组织清除干净,使污染的伤口变为洁净的伤口,随即可进行早期缝合。伤口在8～24h之间仍可进行清创术,而缝合与否应根据伤口污染情况决定。一般伤口经24h后都有感染,不适宜清创。但也有部分伤口因能得到严格保护,虽超过24h,而创口仍然清洁者,则可考虑做清创,并试行缝合或延期缝合。

2. 麻醉

对小而表浅的创口,可用局部麻醉。较大伤口可采用神经阻滞、硬膜外麻醉,或全身麻醉。

3. 止血带运用

有人认为,清创时最好不用止血带(大血管破裂时例外)。因为运用止血带后,创口缺血无法辨别有血液供应的健康组织和失去血液供应的组织。但也有人主张,清创时可以使用止血带,有利减少出血,也便于清查污染的组织和异物。对残余的无活力组织可在缝合前放松止血带检查,并彻底切除之。

4. 清洗伤肢

在良好的麻醉下,严格按无菌要求,彻底清洗伤肢和创面四周健康组织上的污垢和尘土。刷洗时用的手套、刷子和肥皂水均应消毒无菌。冲洗可用自来水、生理盐水和 1∶1000 新洁尔灭溶液，并可用乙醚脱去油垢。冲洗液应不流入创面，以防加重污染。刷洗后，将肢体擦干，然后常规消毒，盖无菌单巾，开始清创。

5. 清创

要做到彻底清创，必须按一定顺序，由一点开始，逐渐扩大手水范围，由浅入深仔细操作。

(1)皮肤　首先根据伤口部位、污染程度和毁损范围，沿肢体纵轴扩大皮肤伤口，以能充分暴露深部伤腔为度。清除已被被灭失去活力的皮肤，并将不整齐的皮肤边缘切除 1～2mm。但对整齐的伤口(如切割伤)，皮肤边缘不必切除。并应注意不可将能存活的皮肤过多地修剪；造成创面缝合的困难，尤其对手指、面部和关节附近的伤口皮肤更要珍惜。

(2)深筋膜　沿肢体纵轴切开深筋膜，以防组织肿胀，内压增加时导致组织缺血。肘、胸窝远端有较严重外伤，或在大血管重建术后，筋膜切开术对防止筋膜间隙综合征的发生尤为重要，应常规进行。

(3)肌肉　失去活力的肌肉如不彻底清除，极易发生感染。对色泽暗红无张力，切时不出血，钳夹不收缩，表示肌肉无生机，应予清除。

(4)肌腱　污染严重失去生机的肌腱，应予切除。如为整齐的切割伤，应一期缝合。

因为肌腱断裂后如不缝合，肌肉可因回缩丧失功能，故在处理肌腱时应尽量缝合，以便重建肌肉功能。

(5)血管　如果不影响患肢血供，可将血管残端结扎。如为主要血管损伤，应在无张力下一期缝合。必要时应行自体血管移植。

(6)神经　神经断裂应予以吻合。一时无法吻合者，可用黑丝线将断端固定在周围软组织上，以免回缩，亦便于以后修复时寻找。

（7）骨折端 一般骨皮质污染深度不会超过 0.5～1mm，松质骨及骨髓腔至多渗透 1cm 左右。因此污染明显的骨折端，用刀片刮除和清洗，即可达到清创要求。骨髓腔内如有污染可用刮匙伸入髓腔 1～2cm 将其刮除。完全游离的小骨片可以清除，大骨片即使与软组织完全分离，在清洗干净后，亦应放回原处，以免发生骨缺损，造成骨不连。

（8）异物及组织碎片 创口内的异物、组织碎片、血凝块等，均应彻底清除。清创后，为防止术后血肿，宜彻底止血，并用生理盐水再次清洗创伤口及其周圈 2～3 次，将肉眼看不到的破碎组织残渣清除干净。然后用新洁尔灭溶液浸泡创口 3～5min，杀灭残余细菌。若创口污染严重，受伤时间较长，可加用双氧水清洗，以减少厌氧菌感染的机会。然后再用生理盐水冲洗。重新更换手术器械、手术衣和手套，在伤口周围再铺一层无菌巾，然后进行骨折内固定、神经、血管、肌腱等的修复手术。

二、骨折的内固定和外固定

开放性骨折经过彻底清创，周围软组织的血液供应良好时，为减少骨折端移位所致的再度损伤，加速创伤反应消退，在不加重周围软组织损伤的情况下，宜采用适当的内固定，根据骨折情况选用接骨板、髓内针、钢针、螺丝钉内固定。术后仍应加用外固定。

对受伤时间较长、创口污染严重，估计有感染可能者，不宜用内固定，可采用外固定。若骨折断端整复后较稳定，不致发生严重移位者，可用石膏固定。对不稳定骨折，其创面需要经常换药或观察者，可采用骨牵引固定，待伤口愈合后改用石膏或夹板固定。

三、创口缝合

创面经过清创，如能及时缝合，一期缝合，就能使开放性骨折转化为闭合性骨折，这也是清创术的主要目的。对于伤后 6～8h

的伤口,清创后绝大多数是可以缝合的。组织损伤和污染严重的伤口,或未能及时清创者,即使进行了较为彻底的清创手术也不应贸然一期缝合,应清创后作延期缝合。对皮肤有缺损,缝合困难者,可采用减张缝合、植皮或留待二期缝合。

四、药物治疗

早期合理使用抗生素对防止感染十分重要。如在急诊输液时即输入大量广谱抗生素,清创术时仍持续静滴,可使用药时间比手术后用药至少提早 3～5h,并能在药物有效控制下清创,以提高抗生素效果。此外,在手术前、清创后及第 1 次换药时,均应常规各做一次细菌培养并进行药敏试验,这对观察污染菌株和指导用药均有意义。

早期用药一般报道以先锋霉素效果最好。据统计,由于先锋霉素的使用,感染率由早期的 44％下降至 5％左右。因一般创口愈合期为 7～10 日,所以用药时间可 7～10 日。创口未一期缝合者,用药时间则需持续至二期处理以后。用药剂量应以治疗量为原则,不应过小。如有革兰氏阴性杆菌感染,可加用庆大霉素或卡那霉素。

第六节 常见部位的骨折及临床治疗

一、肱骨干骨折

肱骨干是指肱骨外科颈下 1cm 至肱骨内、外髁上 2cm 之间的长管状皮质骨。肱骨干骨折好发于骨干的中段,其次为下段,上段较少。肱骨干中下 1/3 后外侧有桡神经沟,桡神经紧贴骨干在此通过,此处骨折易合并桡神经损伤,桡神经损伤是肱骨干骨折的常见并发症。临床检查时尤其要注意。

【病因病机】

肱骨干中上部骨折多因直接暴力引起，多为横断或粉碎骨折。肱骨干周围有许多肌肉附着，由于肌肉的牵拉，故在不同平面的骨折就会造成不同方向的移位。上 1/3 骨折（三角肌止点以上）时，近端因胸大肌、背阔肌和大圆肌的牵拉而向前、向内；远端因三角肌、喙肱肌、肱二头肌和肱三头肌的牵拉而向上、向外。中 1/3 骨折（三角肌止点以下）时，近端因三角肌和喙肱肌牵拉而向外、向前；远端因肱二头肌和肱三头肌的牵拉而向上（图 3-3①②）。肱骨干下 1/3 骨折多由间接暴力（如投弹、掰手腕）所致，常呈斜形、螺旋形骨折。移位可因暴力方向、前臂和肘关节的位置而异，多为成角、内旋移位。

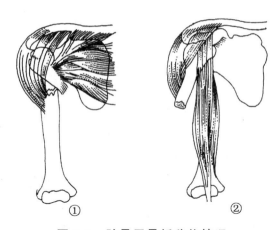

图 3-3　肱骨干骨折移位情况

①骨折在三角肌止点以上；②骨折在三角肌止点以下

【临床表现】

（1）症状与体征　患者有明显的外伤史，局部疼痛、肿胀明显，压痛剧烈，伤肢有环形压痛，上臂可出现畸形，触摸有异常活动和骨擦音。如骨折合并桡神经损伤者，可出现典型的垂腕和伸拇及伸掌指关节功能丧失；第1、第2掌骨间背侧皮肤感觉丧失。

（2）辅助检查　X线检查，不仅可以确诊骨折，还可明确骨折部位、类型及移位情况。

【诊断与鉴别诊断】

肱骨干骨折通过患者的外伤史,临床的典型症状和体征,X线检查等诊断并不困难。肱骨干骨折要注意骨折发生的部位,尤其要注意检查有无桡神经损伤。

【治疗】

1. 手法整复

(1)体位 局部麻醉下,患者仰卧位,患肩关节前屈 30°,骨折线在三角肌止点以上、胸大肌止点以下者,肩关节内收 30°。骨折线在三角肌止点以下者,肩关节外展 40°～5°,屈肘 90°。

(2)拔伸牵引 用宽布带绕过患侧腋下,固定于健侧病床头端或一助手握住布单两头,作对抗牵引。前臂置于中立位。一助手握住患者肘部及前臂,沿上臂纵轴方向牵引,矫正短缩移位及成角移位。因桡神经贴附于肱骨干中、下 1/3 交界处,用折顶手法容易损伤桡神经,故应慎用。

(3)矫正侧方移位及旋转移位 用端挤、提按手法矫正侧方移位。对螺旋形骨折,应分析了解是否由内旋或外旋暴力所引起。在矫正侧方移位及旋转移位时,可握住远侧段肢体与旋转暴力方向相反的方向回旋。内旋暴力引起的骨折,则应将骨折远侧段肢体置于外旋位进行复位。外旋暴力引起的骨折则相反。复位后,若上、下两骨折端间仍有间隙存在,可用触碰手法,使两骨折面紧密吻合(图 8-10)。

2. 固定(小夹板)

(1)小夹板规格 共四块。其长度应根据骨折的部位而定,中 1/3 骨折不超关节,前侧小夹板自肩部至肘窝,后侧小夹板自肩部至尺骨鹰嘴上 1cm,内侧小夹板自腋窝至肱骨内上髁,外侧小夹板自肩部至肱骨外上髁上 1/3 骨折,前、外、后三块小夹板上端应超肩关节固定,下 1/3 骨折,前、外、后三块小夹板下端应超肘关节固定。肱骨干中段骨折四块小夹板均不超关节固定。

(2)固定垫　按骨折移位的情况选用两垫、三垫或四垫固定法。肱骨中、下段骨折，为了防止因悬挂患肢前臂于胸前时，远折段因上臂内收而引起向外成角移位，应在内、外侧小夹板内加用三垫固定。侧方移位选用两垫固定。

(3)包扎方法　上 1/3 骨折，超肩小夹板固定，应在肩上方将前、外、后侧小夹板贯穿固定(图 3-4)。下 1/3 骨折，超肘小夹板固定，应在肘关节下方将前、外、后小夹板用布带贯穿固定。其他部位可选择 3～4 条横带捆扎。捆扎夹板后，用三角巾悬挂于胸前。有分离移位时，可应用外展架或肩肘带固定。固定时间成人 6～8 周，少儿 4～6 周(图 3-5)。

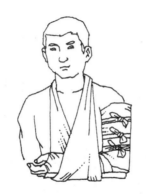

图 3-4　上臂小夹板固定

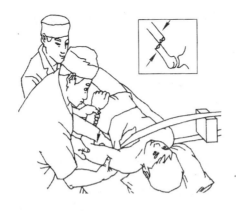

图 3-5　在牵引下用端挤及提按手法矫正肱骨干中段骨折后的侧方移位

3. 手术治疗

肱骨干骨折经过保守治疗多数患者都能达到满意的疗效。但有下述情况时可考虑手术治疗。手术内固定可选择钢板、髓内针等内固定物。

（1）开放性骨折或多发性骨折手法整复不能满意者。

（2）肱骨干骨折合并肩、肘关节骨折。

（3）血管损伤者。肱骨干骨折合并肱动脉损伤应手术探查吻合血管的同时，行骨折内固定。

（4）肱骨干骨折合并桡神经损伤。这种损伤多为神经挫伤，应先观察 2～3 个月，一般挫伤都能逐渐恢复。若骨折愈合后神经仍未恢复时，可作肌电图测定，如有手术指征，可手术探查。观察期间应注意防止前臂屈肌群挛缩及手指关节僵硬，可安装伸指及伸腕弹力装置，使屈肌群能经常被动伸展。另一种情况，经手法整复、固定后，桡神经麻痹加重，也可手术探查并行内固定。

【预防与调护】

肱骨干骨折小夹板，石膏或切开复位内固定后第 3 日即开始做握、伸拳练习，第 2 周开始做肩关节前、后摆动练习，第 3 周增加肩关节内、外摆动练习。除去外固定后作肩、肘关节活动练习，肩外展、肘屈伸、握力等肌力练习。肩关节旋转运动应在骨折愈合牢固后进行。

二、桡骨下端骨折

桡骨下端骨折是指距桡骨下端关节面 3cm 以内的骨折，又称桡骨远端骨折。桡骨下端粗大，由松质骨构成，与骨干密质骨交界处是应力上的薄弱点，易发生骨折。桡骨下端具有掌、背、桡、尺 4 个面，下端远侧为凹陷的桡腕关节面，容纳月骨与舟骨。桡骨下端背侧缘长于掌侧缘，故此关节面向掌侧倾斜 10°～15°（掌倾角）；桡侧缘比尺侧缘长 1～1.5cm，故此关节面向尺侧倾斜

20°～25°（尺偏角）。桡骨下端骨折时，上述关节面的角度发生改变，若复位不当，可致手腕与手指功能障碍。桡骨下端尺侧缘除与尺骨头形成下桡尺关节外，还有三角纤维软骨附着。桡骨下端骨折是临床上最常见的骨折之一，多见于青壮年和老年人，亦可见于儿童。

【病因病机】

本病多因间接暴力所致。根据受伤时手部着地姿势不同，临床上将桡骨下端骨折主要分为伸直型和屈曲型2种。

（1）伸直型骨折 又称科氏（Colles）骨折。跌倒时，腕关节呈背伸位，手掌着地，躯体重力和地面的反作用力在桡骨下端相交而致骨折。骨折部向掌侧成角，远端向背侧与桡侧移位。移位严重时多合并三角纤维软骨附着点破裂或尺骨茎突骨折。

（2）屈曲型骨折 又称史密斯（Smith）骨折、反科勒骨折。跌倒时手背着地，腕关节急剧掌屈，传达暴力作用于桡骨下端背侧而造成骨折。骨折远端向掌侧和桡侧移位，桡骨下端关节面向掌侧倾斜（掌倾角加大）。若暴力较大，可使骨折端向背侧成角。屈曲型较伸直型少见。

【临床表现与诊断】

伤后腕部疼痛、肿胀、畸形及功能障碍，桡骨下端压痛明显，纵向叩击痛，移位明显者，可触及骨擦感。伸直型骨折远端向背侧移位时，形成"餐叉样"畸形（图3-6）；远端向桡侧移位且有缩短移位时，呈"枪刺状"畸形。

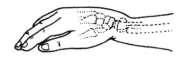

图3-6 "餐叉样"畸形手将患腕尺偏，即可使骨折复位

【治疗】

无移位骨折，仅用掌、背侧夹板固定2～3周即可；有移位骨折必须整复后固定。

1. 手法复位

患者坐位或仰卧位,屈肘 90°,前臂中立位。

(1)伸直型骨折　牵抖复位法:助手环抱患肢前臂近端,术者两手握持患肢手掌,两拇指并列置于桡骨远端背侧,其余四指置于腕部,紧扣大小鱼际肌,先顺势拔伸牵引 2～3min,待重叠移位完全矫正后,将远端旋前,利用牵引力,顺前臂纵轴方向骤然猛抖,同时迅速掌屈尺偏,使之复位(图 3-7)。若骨折复位不满意,由两助手持续牵引,术者用两拇指并列置于远端背侧并向掌侧按压,其余手指环抱近端掌侧,向上端提,同时令远端助手将患腕掌屈,再把两拇指置于远端桡侧向尺侧按压。

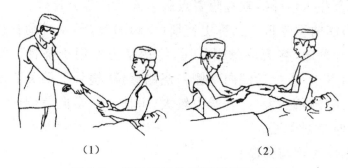

(1)　　　　　　　　(2)

图 3-7　桡骨下端伸直型骨折复位法

(2)屈曲型骨折　两助手相对顺势拔伸牵引,矫正重叠移位后,术者用两手环抱骨折近端,两拇指将骨折远端由掌侧向背侧推挤,同时令远端助手将腕关节缓缓背伸,再将两拇指置于远端桡侧,将其由桡侧向尺侧推挤,同时令远端助手将腕关节尺偏,使之复位。

2. 固定

维持牵引下,伸直型骨折在骨折远端背侧和近端掌侧分别放置一平垫,远端桡侧放一平垫。再用 4 块夹板固定,夹板上端达前臂中、上段,桡侧板和背侧板的下端超过腕关节,限制患腕桡偏和背伸活动；尺侧板与掌侧板平腕关节，使患腕掌屈尺偏。屈曲型骨折，在近端的背侧和远端的掌侧各放一平垫，远端桡侧放一平垫。桡侧板与掌侧板下端超过腕关节，限制患腕桡偏和掌屈活动，背侧板与尺侧板平腕关节，使患腕背伸尺偏。夹板放置妥当后，3条扎带固定，将前臂置于中立位，屈肘90°悬吊于胸前，固定4～5周。

3. 功能锻炼

固定后即可开始功能锻炼。初期积极进行指间关节、掌指关节的屈伸活动及肩、肘关节活动。解除固定后，应加强腕关节的屈伸、旋转和前臂旋转功能锻炼。

4. 药物治疗

（1）内治 按骨折三期辨证用药。老年患者中后期应注意用补肝肾、强筋骨及补气血的药物，同时加用舒筋活络、通利关节的药物。

（2）外治 初期外敷双柏散或消瘀止痛药膏，解除固定后加强熏洗。

5. 手术治疗

手法复位失败者或固定后再移位的不稳定骨折，可切开复位钢板螺丝钉内固定。

三、股骨干骨折

股骨干骨折是指股骨大小转子下2～3cm至股骨髁上2～3cm处的骨折。此骨折多见于青壮年及10岁以下的儿童。

【病因病机】

（1）骨折机制 骨折多由强大的直接暴力造成，如重物挤压、打击、车辆碰撞等，多造成横形或粉碎性骨折；亦可由间接（传导、杠杆、扭转）暴力造成，如从高处坠落、机器绞伤等多造成斜形、螺旋形或蝶形骨折;在儿童,可发生青枝骨折。

(2)分类及移位特点 股骨干骨折多发生在中1/3,但亦可发生在上1/3和下1/3(图3-8)。除不全骨折或青枝骨折外,其他均为不稳定骨折。骨折移位因受肌群牵拉及伤肢自身重力等因素的影响,往往出现典型移位:上1/3骨折,其骨折近端受髂腰肌、臀中肌、臀小肌及其他外旋肌的牵拉而屈曲、外展、外旋;远段受内收肌群的牵拉而向后、上、内方移位。中1/3骨折,两断端多有明显的重叠,近折段多向外侧移位,远端易向内侧移位,故两折端多向前、外成角,移位无明显的规律。下1/3骨折,远端受关节囊及腓肠肌牵拉,向后移位,故易伤及胭神经、胭动脉、胭静脉,而骨折近端内收向前移位。

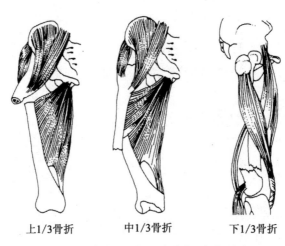

上1/3骨折　　　　中1/3骨折　　　　下1/3骨折

图3-8 股骨干骨折分类及移位特点

【临床表现】

(1)症状 股骨干骨折患者多有明显的外伤史,致伤暴力多较强大。伤后骨折局部肿胀及疼痛明显,功能丧失。骨折移位明显者,可出现患肢短缩、成角和旋转畸形。

(2)体征 触诊时除压痛明显外,尚可扪及骨擦音和异常活动。

(3)辅助检查 X线正侧位片可显示骨折的部位和移位方向。

【诊断与鉴别诊断】

根据患者的外伤史、临床表现及 X 线检查,一般均能作出明确诊断。诊查时必须注意的是,导致股骨干骨折的暴力多较严重或复杂,因此,应注意防止漏诊多发性损伤和并发症。如骨折后剧痛及出血量多(患肢肿胀如比健肢增粗 1cm,一般估计内出血量为 500mL;闭合性移位股骨干骨折的内出血量一般在500~1000mL),易伴发休克,故应注意观察患者的面色、脉搏、呼吸、血压等生命体征;对下 1/3 骨折应常规检查肢体远端的感觉和血运(如足背、胫后动脉),以防漏诊血管损伤;在严重挤压伤、粉碎性骨折或多段骨折的患者,还有并发脂肪栓塞综合征的可能,临床应密切观察。此外,轻微外力造成的骨折,应考虑到病理性骨折的可能。

【治疗】

1. 急救搬运

伤后应尽快诊断,并用最简单而有效的方法临时固定,急送医院治疗。

2. 闭合复位

(1)骨牵引复位(图 3-9)　适用于成年患者及较大儿童,可结合夹板外固定。一般中 1/3 骨折和骨折远端向后移位的下 1/3 骨折,可选用股骨髁上骨牵引;上 1/3 骨折、骨折远端向前移位的下 1/3 骨折,应行胫骨结节骨牵引;低位下 1/3 骨折,远端向后移位者,应采用股骨髁间骨牵引。牵引体位的选择,一般上 1/3 应置于屈髋外展位;中 1/3 应置于外展中立位;下 1/3 骨折远端向后移位者者。

应加大屈膝的角度。牵引重量儿童应为体重的 1/6;成人则为体重的 1/7。牵引 1 周后行床边 X 线检查,如骨折对位对线满意者,可酌情将重量减至维持重量(成人 5~8kg,儿童 3kg)。若复位不良者,应及时调整牵引重量和方向,检查牵引装置和效能,并要注意防止过度牵引。牵引时间儿童一般为 4～6 周,成人为 8～10 周。非手术治疗,为了获得良好的抚复效果,应该在两周内摄不少于 3 张的 X 线片,了解复位及固定的效果,防止畸形愈合。

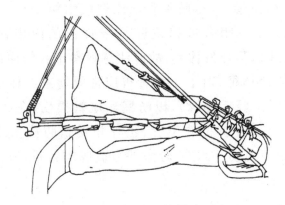

图 3-9 股骨干骨折的骨牵引复位

(2)皮牵引复位 下肢悬吊牵引,用于 3 岁以下的患儿,患侧及健侧下肢应同时悬吊于直角牵引架上运用自身重量进行牵引,患儿臀部离开床面 3～5cm 为度(图 3-10)。此法护理、治疗都比较方便。牵引期间要注意防止牵引松脱及包扎过紧影响血运及皮肤损伤。牵引时间一般为 4 周左右。

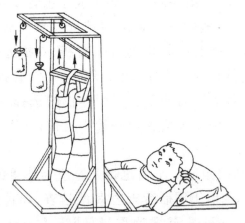

图 3-10 悬吊牵引治疗儿童股骨干骨折

（3）手法复位　手法复位一般应在麻醉下进行。由于股骨干周围肌肉丰厚，肌力强大，若为横形骨折且移位较多者，手法牵引往往难以纠正其重叠，此时可应用折顶手法或辅助骨牵引疗法；若为斜形及螺旋形骨折且有背向移位者，应先用回旋手法予以纠正。断端若有软组织嵌顿亦可随之解脱。此外，若患肢粗大或肿胀严重者，双手推挤往往不能达到矫正侧方移位的目的，可采用双手十指交叉，用前臂挤压来端提横挤骨折断端。进行手法整复时要注意手法轻柔，防止继发损伤的发生，尤其要注意防止血管、神经损伤及脂肪栓塞综合征的发生。

3. 手术治疗

对开放性骨折，或闭合骨折保守治疗失败者，应考虑采用手术治疗。视不同情况以钢板、髓内钉或外固定器进行固定。

4. 练功疗法

较大儿童、成人患者的功能锻炼应从复位后第 2 天起，开始练习股四头肌收缩及踝关节、跖趾关节屈伸活动（图 3-11①）。如小腿及足出现肿胀可适当按摩。从第 3 周开始，直坐床上，用健足蹬床，以两手扶床练习抬臀，使身体离开床面，以达到使髋、膝关节开始活动的目的（图 3-11②）。从第 5 周开始，两手扶吊杆，健足踩在床上支撑，收腹、抬臀，臀部完全离床，使身体、大腿与小腿成一平线以加大髋、膝关节活动范围（图 3-11③）。经照片或透视，骨折端无变位，可从第 7 周开始扶床架练习站立（图 3-11④）。解除固定后，对上 1/3 骨折加用外展夹板，以防止内收成角，在床上活动 1 周即可扶双拐下地做患肢不负重的步行锻炼。当骨折端有连续性骨痂时，患肢可循序渐进地增加负重。经观察证实骨折端稳定，可改用单拐。1～2 周后再弃拐行走。此时再摄 X 线片，若骨折没有重新变位，且愈合较好，方可解除夹板固定。

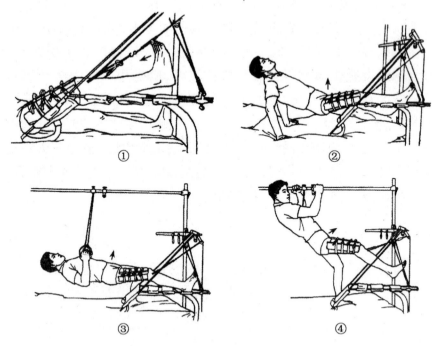

图 3-11　股骨干骨折的功能锻炼

5. 中药治疗

按骨折治疗三期辨证用药,早期可服桃红四物汤加减,中期服新伤续断汤、接骨丹,后期服健步虎潜丸。

【预防与调护】

儿童股骨干骨折,因愈合快,塑形能力强,很少引起关节强直,功能恢复好。成人股骨干骨折,尤其是中下 1/3 骨折,由于损伤部位靠近膝关节,易引起关节僵硬、肌肉萎缩,导致活动障碍,故功能锻炼一般应从复位后第 2 日起。股骨干骨折手术治疗要警惕脂肪栓塞综合征的发生,并加以提前预防。

四、踝部骨折脱位

踝关节负重量大,损伤机会多。踝部骨折脱位(fracture and dislocation of ankle)是常见的关节内骨折,多发于青壮年。

【病因病理】

1. 骨折机制

踝关节骨折脱位多由间接暴力引起,如从高处坠下、下楼梯、下斜坡及走崎邮不平的道路等,易引起踝关节损伤。根据外力作用方向及受伤时的体位不同,可分为以下几种类型。

(1)内翻型损伤 患者从高处坠下,足外侧先着地,或行走时足底内侧踏于凸出部,引起足踝部强力内翻,此时踝关节受到由外下方向内上方的弧形暴力,外侧副韧带首先紧张产生撕裂,或形成外踝撕脱性骨折。如暴力继续作用,迫使距骨体内移而撞击内踝,则可发生内踝斜形骨折及距骨体内移。若受伤时踝关节同时处于跖屈位,则可导致距骨向后撞击胫骨后唇而骨折(图 3-12),但临床较少见。

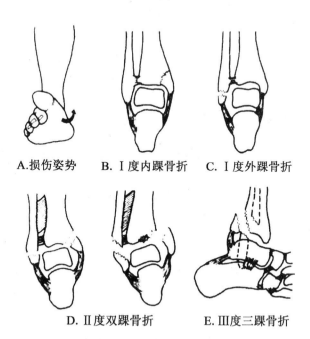

A.损伤姿势　　B. Ⅰ度内踝骨折　　C. Ⅰ度外踝骨折

D. Ⅱ度双踝骨折　　E. Ⅲ度三踝骨折

图 3-12　内翻型损伤

（2）外翻型损伤　患者从高处坠下，足内侧先着地，足踝部处于外翻位，踝部受由内下方向外上方的弧形暴力作用，迫使足踝部强力外翻。因内侧副韧带坚强不易断裂，故易产生内踝撕脱性骨折。如暴力较大且继续作用，则可使距骨撞击外踝，导致下胫腓韧带撕裂，引起胫腓骨下端分离。排骨下段在距骨的继续撞击下发生骨折，距骨向外侧脱位（图 3-13）。

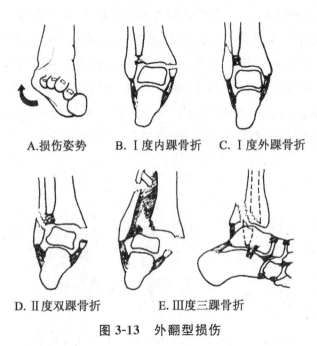

A.损伤姿势　　B.Ⅰ度内踝骨折　　C.Ⅰ度外踝骨折

D.Ⅱ度双踝骨折　　E.Ⅲ度三踝骨折

图 3-13　外翻型损伤

（3）外旋型损伤　患者自高处跳下或在平地急转躯干，致肢体出现不协调运动，如小腿不动而足部强力外旋，或足部不动，小腿强力内旋，踝关节受到由前内向后外弧形暴力作用。距骨体在外旋暴力作用下，首先撞击外踝内侧，致排骨下段斜形或螺旋形骨折，骨折远端向上方轻度移位。暴力继续作用，使距骨体继续外旋，强力牵拉内侧副韧带，导致内踝撕脱性骨折。暴力进一步作用，距骨再向后、外旋转，撞击后踝致其骨折，使之向后上方移位，距骨也随之向后、外脱位（图 3-14）。

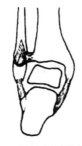 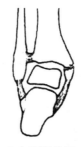

A. Ⅰ度内踝骨折　　　B. Ⅰ度外踝骨折

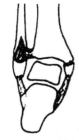 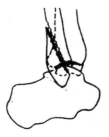

C. Ⅱ度双踝骨折　　　D. Ⅲ度三踝骨折

图 3-14　外旋型损伤

（4）纵向挤压（垂直压缩）型损伤　患者从高处跌下，足底着地，暴力自足底向上传导，与身体重力交会于踝上部。如踝关节处于中立位，可形成胫骨下段"Y"形或"T"形骨折，粉碎性骨折，或同时并发外踝、后踝甚或前踝骨折，但临床少见（图 3-15）。

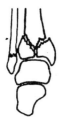 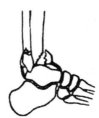 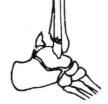

A. 胫骨下段"Y"、"T"形骨　　　B. 并发前踝或后踝骨折
　折并发外踝骨折

图 3-15　纵向挤压型损伤

2. 分型与特点见表 3-1。

表 3-1 踝部骨折脱位的类型及骨折线特点

	内翻型	外翻型	外旋型	纵向挤压型
Ⅰ度（单踝骨折）	外跟撕脱骨折或内踝斜形骨折内踝骨折		腓骨下段斜形或螺旋型骨折	背伸位：胫骨下端前缘骨折
Ⅱ度（双踝骨折伴距骨半脱位）	内、外踝骨折并发距骨向内侧移位或脱位	内、外踝骨折并发距骨向外侧移位	内踝、腓骨下段骨折并发距骨向外侧移位	跖屈位：后踝骨折伴半脱位
Ⅲ度（三踝骨折伴距背全脱位）	三踝骨折，距骨向内后脱位	内踝、群骨下段骨折，下胫腓关节脱位，距骨向外侧脱位	三踝骨折，距骨向后、外侧移位或脱位	中立位：胫骨下端粉碎性骨折及外踝骨折
骨折线	外踝：横行；外踝：向上内斜行	外踝：斜行；内踝：横行	Ⅰ型：骨折线由前、内、下方斜向后、外、上方；Ⅱ型：骨折线横行，后踝由前下向后上方斜行	少见，粉碎严重时可形成粉碎性；骨折线呈"T"形或"Y"形。腓骨下段由前上向后下斜行，后踝为后上向前下斜行

【临床表现】

患者多有自高处坠下足部着地，或扭伤，或受暴力直接打击踝部的外伤史。伤后踝部肿胀严重，多有瘀血斑，严重者出现张力性水疱。患肢站立行走困难。查体可见内翻、外翻或外旋等与损伤类型一致的畸形；触诊时，局部压痛明显，间接叩击痛呈阳性，可触及骨擦音及异常活动。X线正、侧位片可显示骨折的类型及移位情况。

【诊断】

根据病史、症状、体征及 X 线表现,可明确诊断。怀疑下胫腓关节分离者,可在应力位下拍摄踝关节正位 X 线片以证实。下胫腓副韧带断裂时,踝穴增宽,距骨体与内踝或外踝间隙增大。

踝关节损伤,可造成下胫腓骨分离,但临床上往往对此估计不足。究其原因,大多是由于伤后急救复位或自行恢复,而在原始 X 线片中未显示下胫腓间隙增宽。如有必要可在应力位下拍摄踝关节正位 X 线片,以证实或排除下胫腓骨分离。

【治疗】

无移位骨折仅需将踝关节固定在 90°中立位 3～4 周即可,移位骨折则需准确复位、有效固定和早期合理的功能锻炼,否则易并发创伤性关节炎。胫骨下端骨骺损伤,必须"完全复位"。

1. 手法复位

手法复位的原则是按暴力作用的方向进行反向复位。一般步骤为先矫正重叠、旋转和侧方移位,最后矫正成角畸形。三踝骨折不能同时整复,可先整复内、外踝,再整复后踝。整复时患者取仰卧位,髋膝关节各屈曲 45°～60°,近端助手抱住小腿上端,远端助手两手分别握住足背和兜住足跟,用力牵引以纠正重叠移位(图 3-16A)。内翻移位者,术者一手顶住外踝上方,另一手将足由内向外侧挤压,同时令助手将踝强力外翻,以纠正骨折的内翻移位(图 3-16B)。外翻移位者,术者一手顶住内踝上方,另一手将足由外向内侧挤压,同时令助手将踝强力内翻,以纠正骨折的外翻移位(图 3-16C)。并发有外旋者,在施行内翻复位的同时,应将骨折远端内旋(图 3-16D);伴有下胫排关节分离者,术者两手掌分别置于内、外踝部,掌根部相对用力挤压,应用夹持挤压手法以纠正下胫腓关节分离(图 3-16E);并发旋转损伤者,同时施以反方向旋转手法纠正之。整复后踝骨折时,术者一手推胫骨下段向后,另一手兜住足跟向前端提,同时令助手将踝关节尽力背伸,使后关节囊紧张,将向上移位的后踝拉下(图 3-16F)。

　　后踝骨折片较大时,不能以上述手法使向后脱位的距骨复位,因为跟腱的紧张牵拉,后踝失去支点,单纯背伸前足时不能达到后踝骨折的复位,反而使距骨向后上方脱位。可在足和小腿中下段套上一只袜套,下端超过足尖 20cm,并用绳结扎,做悬吊滑动牵引,利用肢体重量使后踝逐渐复位(图 3-17)。

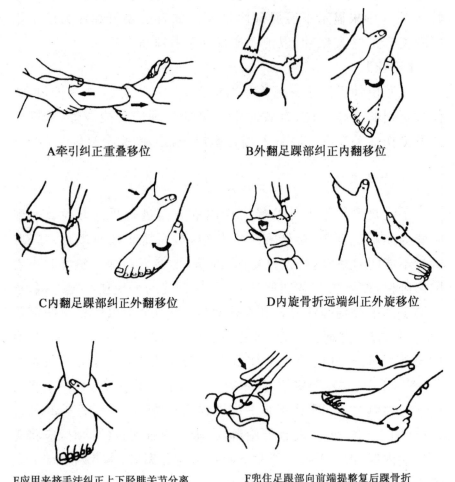

A牵引纠正重叠移位　　　　　　B外翻足踝部纠正内翻移位

C内翻足踝部纠正外翻移位　　　　D内旋骨折远端纠正外旋移位

E应用夹挤手法纠正上下胫腓关节分离　　F兜住足跟部向前端提整复后踝骨折

图 3-16　踝部骨折脱位的手法整复

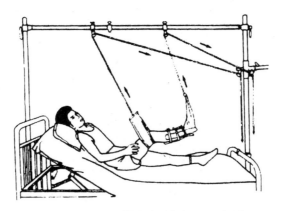

图 3-17　后踝骨折行袜套悬吊牵引

2. 手术治疗

闭合复位困难或内踝骨折有软组织嵌入者可切开复位,用拉力螺钉或张力带固定。对下胫腓关节分离者,应注意复位并用螺钉固定。外侧副韧带(距腓前韧带)断裂,早期手术预后较好。纵向挤压型骨折应以跟骨牵引为首选,在跟骨牵引的基础上,鼓励患者做踝关节的屈伸活动。2～3 天后复查 X 线片,如未能恢复其关节面平整者,应考虑切开复位或行踝关节融合术。后踝骨折,若累及胫骨下关节面超过 1/2 以上者,应切开复位螺钉固定。

3. 固定方法

先在内、外踝上方放一塔形垫,下方各放一梯形垫,或两踝部各放置一空心垫,防止夹板直接压在两踝骨突上,然后用夹板行超踝关节固定。若局部皮肤条件较差或软组织肿胀严重,宜用"U"形石膏夹固定。踝关节应用"8"字绷带或胶布固定于与暴力作用方向相反的位置,内翻型骨折固定于外翻背伸位,外翻型骨折及外旋型骨折固定于内翻背伸位(图 3-18)。所用夹板或石膏必须塑形以保证与足踝部的外形基本一致。并发后踝骨折者,还应固定于轻度背伸位;伴有胫骨远端前唇骨折者,则要固定于轻度跖屈位。固定后,要密切注意患肢的血液循环及足趾活动情况,并注意骨折对位情况。一般初期每周 X 线复查 2 次,中期每周 1 次。固定时间一般为 5～6 周。

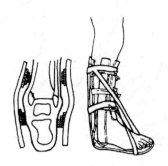

图 3-18 踝部骨折的夹板固定

【预后与康复】

踝关节的关节面较髋关节及膝关节的关节面小,但负重量及活动量则很大,故易受损伤。踝部骨折为关节内骨折,如治疗不当,易发生创伤性关节炎。故要求尽量达到解剖复位,并较早地进行功能锻炼,才能获得满意的疗效。固定早期,应主动背伸踝部,活动足趾;同时,在保持有效夹板固定的前提下,辅以被动活动,主要做踝背伸和跖屈活动,不做旋转和翻转活动,并逐渐加大主动活动范围;3 周后可打开外固定,对踝部进行按摩、理顺筋络(尤其是肌腱部)。对于应用袜套悬吊牵引法的患者,应多行踝关节的主动屈伸。

五、肋骨骨折

【病因病机】

直接暴力和间接暴力均可造成肋骨骨折。直接暴力如棍棒打击或车辆等撞击等,可使肋骨向内弯曲折断,尖锐的骨折断端可刺破胸膜和肺,造成气胸和血胸。间接暴力如塌方、重物挤压及车轮碾压等形成前后挤压的暴力可使肋骨腋段向外弯曲、凸起并折断(图 3-19)。

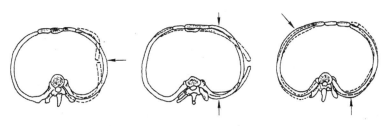

图 3-19　肋骨骨折的病因

　　一根肋骨一处骨折称为单处骨折；一根肋骨两处骨折称为双处骨折；多根肋骨两处以上骨折称为多根多处骨折。单处骨折，对呼吸运动影响不严重，但多根多处肋骨骨折可使局部胸壁失去完整肋骨支撑而软化，称为浮动胸壁。出现反常呼吸，影响肺通气，严重时可发生呼吸和循环衰竭。

　　胸部外伤时，空气由胸壁伤口、肺或支气管的破裂口进入胸膜腔可造成气胸。胸部损伤可造成胸膜腔内积血，称为血胸，可与气胸并见（图 3-20）。

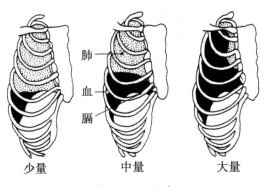

肺
血
膈

少量　　　　　　中量　　　　　　大量

图 3-20　血胸

【临床表现】

　　（1）症状　肋骨骨折患者多有胸部挤压或撞击等外伤史，骨折处疼痛，在深呼吸、咳嗽和变换体位时疼痛加剧。疼痛常常导致患者呼吸变浅，咳痰无力，易于发生肺不张和肺内感染。

　　（2）体征　查体时骨折处压痛明显，有时有畸形，胸廓挤压试验阳性（图 3-21）。

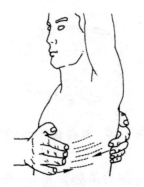

图 3-21　胸廓挤压试验

（3）辅助检查　X 线片（肋骨正、斜位）可显示骨折肋骨的数量、部位和移位情况。

【诊断与鉴别诊断】

结合胸部外伤史、胸部疼痛的症状、压痛及胸廓挤压试验等体征、X 线表现多能明确诊断。

肋骨骨折主要与胸壁软组织损伤相鉴别。胸廓挤压试验与 X 线检查以及三维重建 CT 是重要鉴别手段。

【治疗】

1. 手法整复

单处肋骨骨折无须整复。

（1）坐位整复法　嘱患者端坐，助手立于患者背后，用膝部顶住患者背部，双手握其肩，缓缓用力向后牵开，使患者挺胸。术者立于患者前方，一手固定健侧，另一手按住患处，用推按的手法徐徐将高突的骨折断端抚平。

（2）卧位整复法　若患者身体虚弱，可让患者仰卧，背部垫枕，同样采用挤压手法整复骨折（图 3-22）。

2. 固定

固定胸廓是为了减少呼吸等运动时肋骨断端的移位，减轻疼痛。

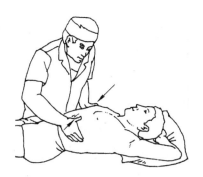

图 3-22　肋骨骨折卧位复位手法

（1）胶布固定法　患者端坐，深呼气，使胸围缩至最小，然后屏气，用宽 7～10cm 长胶布，从健肩胛中线绕过患侧直至健侧锁骨中线，下一条覆盖前一条的上缘，相互重叠 1/2，自后向前，自下向上进行固定，固定范围包括骨折上下邻近肋骨（图 3-23）。对胶布过敏患者禁用。

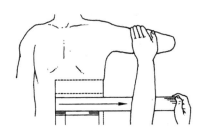

图 3-23　肋骨骨折胶布固定法

（2）宽绷带或胸带固定法　适用于老年人、原患有呼吸系统疾患影响呼吸功能和胶布过敏的患者。固定时间为 3～4 周。

3. 中药治疗

（1）内治法　初期治宜活血化瘀、理气止痛。伤气为主者，可选用柴胡疏肝散、金铃子散。伤血为主者，可选用复元活血汤、血府逐瘀汤、和营止痛汤加减；气血两伤者，可用顺气活血汤等加减。中期宜补气养血接骨续筋，可选用接骨紫金丹、接骨丹等。后期胸胁隐隐作痛或陈伤者，可选用三棱和伤汤加减；气血虚弱者,用八珍汤和柴胡疏肝散。

(2)外治法　早期选用消肿止痛膏,中期选用接骨续筋膏,后期选用狗皮膏或海桐皮汤熏洗。

【预防与调护】

注意加强保护和锻炼,减少受伤的机会和减轻受伤时损伤的程度,可降低骨折的发生率。鼓励患者尽早坐起,主动咳嗽排痰,早期离床活动,减少呼吸系统感染的发生。

第四章 脱位

关节脱位古称出臼、出窠、脱骱、脱臼、骱失、骨出等。组成关节的骨关节面,失去正常的解剖关系,以致其活动功能障碍者,即为关节脱位。

第一节 脱位概论

一、关节稳定性的维持

关节是连接骨骼的枢纽,解剖学上称为骨连接。骨连接靠关节面、关节囊和关节腔三种基本结构。关节面的软骨组织分为透明软骨和纤维软骨两类。关节囊内层是滑膜,分泌滑液,滑润关节,减少关节运动的摩擦,并营养关节面;关节面外层由坚韧而富有弹性的纤维层构成,有连接作用,又有稳定骨端,有利于关节的正常运动的作用。关节腔是关节囊内两骨端间的腔隙。凡运动较频繁的关节,其关节腔较宽;反之,则较为狭窄。关节的稳定和平衡主要依靠骨骼、韧带、肌肉、关节面间的黏着、滑液和大气压力的维持。其中,骨骼、韧带、关节面间的粘着、滑液和大气压力的维持是保持静力平衡,而肌肉起动力平衡作用。当外来暴力和内因的影响超过了维持关节稳定因素的生理保护限度,构成关节的骨端即可突破其结构的薄弱点面发生脱位。

二、脱位的分类

脱位分类的目的,是给辨证论治提供参考,指导治疗,以便选用相应手法,提高手法复位成功率。各种分类在一个病中可同时出现。

(一)按脱位的病因分类

1. 外伤性脱位

正常关节遭受外来暴力引起的关节脱位,又称创伤性脱位。临床上最为常见。

2. 病理性脱位

因关节内发生病变,使关节的稳定性受到破坏致关节脱位者,为病理性脱位。发生于关节或邻近关节骨端的疾病,可引起关节稳定性破坏,遭受轻微外力或在正常活动中即可发生脱位。如髋关节结核、化脓性关节炎、骨髓炎等疾病,导致关节破坏,引起关节病理性脱位或半脱位。

3. 先天性脱位

关节若因先天发育不全,致关节不稳定而脱位者,为先天性脱位。常见的小儿先天性髋关节脱位,可为单侧或双侧性,最多见于女性。

4. 习惯性脱位

同一关节发生两次或两次以上的脱位,称为习惯性脱位。关节外伤性脱位后,虽经正确复位,但未作有效固定或固定时间不足,关节周围损伤的组织未能修复,以致"筋不束骨",容易致该关节在正常活动中多次脱位。该病容易进行手法复位,但常有复发。常见如肩关节、颞颌关节脱位。

（二）按脱位的程度分类

1. 全脱位

组成关节的骨关节面，完全失去了正常的接触关系，为全脱位。

2. 半脱位

又称不完全脱位，即组成关节的骨关节面，尚保持部分的接触关系。常见如小儿桡骨小头半脱位。

3. 单纯性脱位

系指无合并骨折、血管和神经损伤等症的关节脱位。

4. 复杂性脱位

脱位合并骨折，或血管、神经、内脏损伤者。

（三）按脱位的时间分类

1. 新鲜脱位

一般来说，脱位的时间在 3 周以内者为新鲜脱位。

2. 陈旧性脱位

脱位的时间超过 3 周者为陈旧性脱位。

需要说明的是，上述界定也因人、因关节而异，如肩关节脱位 3 周以上仍多旋复位，而肘关节脱位后 10 天以上就很难整复。所以单纯以时间为界是不全面的。对不同关节脱位，不同年龄的患者，应区别对待。

（四）按脱位关节腔是否与外界相通分类

1. 闭合性脱位

关节脱位后，关节腔未与外界相通者。

2. 开放性脱位

关节脱位后，关节腔与外界相通者。

（五）按脱位的方向分类

本病按脱位方向主要分为前脱位、后脱位、上脱位、下脱位及中央性脱位。

1. 前脱位

下关节面移至关节的前方，为前脱位。如肩关节锁骨下脱位。

2. 后脱位

下关节面移至关节的后方，为后脱位。如肘关节后脱位。

3. 上脱位

下关节面移至关节的上方，为上脱位。如髋关节后上方脱位。

4. 下脱位

下关节面移至关节的下方，为下脱位。如肩关节盂下脱位。

5. 中央性脱位

下关节面移至上关节面的后侧，为中央性脱位。如髋关节中央性脱位，同时伴有髋白骨折。

6. 旋转性脱位

下关节面发生旋转移位,破坏了上下关节面的对应关系。如膝关节旋转脱位。

第二节 脱位的病因病机学研究

关节脱位的原因是多方面的,不外乎是内因、外因综合作用的结果。

一、病因

关节脱位与性别、年龄、职业、生理异常和近关节的病变有密切关系。由于男性野外工作较多,工作量大,关节活动范围较大,所以关节脱位男性多于女性,成年人多于儿童。年老多病体弱者易发生关节脱位,尤以颞颌关节脱位较多见。

(一)生理因素

脱位主要与年龄、性别、体质、局部解剖结构特点等有关。

外伤性脱位多见于青壮年,儿童和老年人较少见。因儿童体重轻,关节软骨富于弹性,缓冲作用大,关节周围韧带和关节囊柔软面不易撕裂,虽道受暴力机会多但不易脱位(小儿桡骨头半脱位例外),常常造成骨骺滑脱。老年人相对活动较少,遭受暴力机会也少,因其骨质萎缩松脆,遭受外力后易发生骨折,故发生脱位者亦较少。但年老体衰,肝肾亏损,筋肉松弛者易发生颞颌关节脱位。由于工作、生活环境的差异,男性发病多于女性,体力劳动者多于脑力劳动者。

关节局部解剖特点及生理功能与发病密切相关,如肩关节的关节盂小而浅,肱骨头较大,关节囊的前下方较松弛,且肌肉少,加上关节活动范围大,活动较频繁,受伤机会较多,故肩关节较易发生脱位。

(二)病理因素

先天性关节发育不良、关节和关节周围韧带松弛者,较易发生脱位,如先天性髋关节脱位。关节内病变或临近关节病变可引起关节结构破坏,常导致病理性关节脱位。如化脓性关节炎、骨关节结核等疾病的中、后期可并发关节脱位。另外,关节脱位经手法复位后,如不能采取适当的固定措施,由于周围关节囊、关节周围韧带等软组织的损伤不能得到修复,常可引起习惯性脱位。

人是个有机的整体,脱位不单是局部的病变,它对整个机体都可产生广泛的影响,临床上常出现不同程度的伤气、伤血、气血两伤、伤经络等病理改变。

(三)损伤因素

损伤性脱位多由直接或间接暴力作用所致。其中,间接暴力(传达、杠杆、扭转暴力等)引起者较多见。如患者在肩关节外展、外旋和后伸位跌倒时,不论是手掌或肘部着地,地面的反作用力都可向上传导,引起肩关节前脱位。当髋关节屈曲 90°时,如果过度的内收并内旋股骨并遭受前方暴力作用时,则可造成后脱位。当髋关节因外力作用,强度外展,并稍外旋,且遭受外力时(由后向前),则可发生前脱位。不论挤压、扭转、冲撞、坠堕等损伤,只要外力达到一定程度,超过关节所能承受的应力,就旋破坏关节的正常结构,使组成关节的骨端运动超过正常范围而引起脱位。

二、病机

关节脱位不仅引起骨关节面的正常关系破坏,也可导致关节囊、关节周围韧带、肌腱、肌肉等不同程度的撕裂。局部可形成血肿,不能自行复位。由于暴力大,骨端移位较多时,常合并血管、神经损伤；受伤时，暴力强大，骨端可穿破软组织和皮肤，造成开放性脱位。脱位可伴有骨折、关节面软骨脱落等。关节脱位后，如不能及时治疗，则关节腔内、外血肿机化，结缔组织增生，周围软组织形成瘢痕，可导致复位困难。若勉强采取手法复位，或手法粗暴，可导致关节面损伤，使关节周围的血液循环遭到破坏，易引起创伤性关节炎的发生，甚至形成骨缺血性坏死。

第三节　脱位的诊断及治疗

关节脱位的诊断一般来说并不困难，除了幼儿关节脱位或半脱位、成人关节错缝等照 X 线片难以判定之外，主要根据临床症状、体征及影像学诊断。

一、脱位的临床表现

（一）脱位后的一般症状

1. 出血与肿胀

关节脱位后，关节周围软组织损伤，血管破裂，筋肉出血，组织液渗出，充满关节囊内外，继发组织水肿，即短时间内出现肿胀。

单纯性关节脱位，肿胀多不严重，且较局限。合并骨折时，多有严重肿胀，伴有皮下瘀斑，甚至出现张力性水泡。

2. 疼痛与压痛

关节脱位后，关节囊和关节周围的软组织往往有撕裂性损伤，从而脉络受损，气血凝滞，瘀血留内，阻塞经络，因而局部出现不同程度的疼痛，活动时加剧。

单纯关节脱位的压痛较广泛,如肩关节前脱位,不但肩峰下有压痛,而且肩关节前方亦有压痛。

3. 功能障碍或功能丧失

关节脱位后,发生关节结构失常,关节周围筋肉损伤,出现反射性肌痉挛,加之疼痛,患者精神紧张,或畏痛不敢活动,造成关节活动功能部分障碍或完全丧失。少年关节脱位的功能丧失与干骺端骨折,所引起的临床表现相似。

(二)特有体征

1. 关节畸形

关节脱位使该关节的骨端脱离了正常位置,关节周围的骨性标志相互关系发生改变,破坏了肢体原有的轴线,与健侧对比不对称,因而出现畸形。若关节周围软组织较少,畸形明显而易识别。如肘关节后脱位可呈现靴样畸形,但需与伸展型肱骨髁上骨折相鉴别,如摸诊"肘三角"是否正常。关节脱位后,患肢可出现畸形,如髋关节后脱位,患肢明显内旋、内收,髋、膝关节敢屈,患侧足贴附于健侧足背上。

2. 关节盂空虚

关节脱位后,触摸该关节时,可发现其内部构成关节的一侧骨端部分完全脱离了关节盂,以致原关节外部凹陷,触之空虚,表面皮肤按之发软。表浅关节比较容易触摸辨别。如肩关节脱位后,肱骨头完全离开关节盂,肩蜂下出现凹陷,触摸时有空虚感。

3. 弹性固定

关节脱位后,骨端位置的改变,关节周围未撕裂的筋肉痉挛、收缩,可将脱位后的骨端保持在特殊位置上,当对脱位关节作任何被动运动时,虽然有一定活动度,但存在弹性阻力,当去除外力后,脱位的关节又回复到原来的特殊位置,这种体征变化称为弹性固定。

4. 关节头处于异常位置

关节脱位后,临床检查时,触摸关节周围时,可在关节附近发现异常的骨性突起,其位置与患肢的畸形相对应,当摆动患肢时,该处亦产生相应移动。如髋关节前脱位,可在腹股沟内摸到异常的股骨头。

二、脱位影像学诊断

根据明显外伤史,伤后的一般症状和特有症状,关节脱位不难作出初步诊断。但最后确诊,尚需 X 线照片检查。

关节脱位用 X 线照片检查可明确诊断和鉴别诊断。根据 X 线照片显示情况,明确脱位方向、程度及是否合并骨折,有无骨质病变,再选用相应方法治疗;并可用于判断疗效,估计预后。由此可见关节脱位应作常规 X 线照片检查。

三、脱位的治疗

《圣济总录·诸骨蹉跌》说:"凡坠堕颠扑,骨节闪脱,不得入臼,遂致蹉肢者,急须以手揣揣,复还枢纽。次用药调养,使骨正筋柔,营卫气血不失常度,加以封裹膏摩,乃其法也。"脱位的治疗应根据不同原因、类型特点决定治疗方案。

脱位治疗的目的是恢复受损伤关节的正常解剖关系及功能。因此,应根据脱位的不同原因、类型确定治疗方案,如区分新鲜性脱位和陈旧性脱位治疗的不同。常用的治疗方法如下。

(一)麻醉的应用

新鲜关节脱位,若手法选择、操作适当,病人配合,一般不须任何麻醉即可复位成功,或仅选用止痛剂。有的患者肌肉发达,或属复杂性脱位,选用适当的麻醉可使痉挛的肌肉松弛,便于整复成功,减轻患者痛苦。

常用的麻醉方法有针刺麻醉、臂丛神经阻滞麻醉、硬膜外麻醉等。必要时可行全身麻醉,如中药麻醉配合肌肉松弛剂,可增强麻醉效果。

(二)手法复位

晋代葛洪《肘后救卒方》记载的"令人两手牵其颐已,暂推之,急出指,勿咋伤也",是世界最早的颞颌关节脱位口内整复方法,沿用至今。我国古代医家如逊思邈、王焘、蔺道人、危亦林等都为关节脱位创制了许多手法,作出了重大贡献,不少手法至今仍使用。《医宗金鉴·正骨心法要旨·手法总论》说:"但伤有轻重,而手法各有所宜,其痊可之迟速,及遗留残疾与否,皆关乎手法之所施得宜,或失其宜或未尽其法也。"

手法复位时应根据脱位的方向和骨端的所处位置,选用适当手法,制定整复方案,是医家应遵循的原则。术者与助手对抗牵引或持续骨牵引,根据造成关节脱位的损伤机制,通过拔伸、屈伸、提按、端挤等手法,利用杠杆原理,将脱位的骨端轻巧地回纳,并恢复关节面的正常关系。手法操作时,术者与助手密切配合,动作宜稳健、准确、使用巧力,力争一次复位成功。陈旧性脱位应先进行牵引、推拿按摩、松解黏连,而后按新鲜脱位复位。应用阻滞麻醉或肌肉松弛剂时,可使肌肉松弛,易于骨端还纳。

(1)牵引复位法 通过术者与助手对抗牵引达到脱位复位成功之目的。例如肩关节前脱位的直接牵引复位法,患者取仰卧位,在充分麻醉下,助手用一长 3cm、宽 15cm 的布带,从患者下躯干绕过,并绕过自己腰部打结,同时助手扶患者健侧肩部和两髂前上棘部,术者立于患侧,将患肢外展约 80°,两手握其腕部,与助手对抗牵引,并轻度外旋患肢,即可达到复位。

(2)顺势复位法 根据造成关节脱位的病理改变,使脱出的骨端沿原路返回。如单纯性肘关节后脱位,是肘关节在过伸位时尺骨连冠状突进入鹰嘴窝,形成肘关节后脱位。复位时先使关节伸直牵引,再过伸牵孔,冠状突离开鹰嘴窝越过滑车,屈曲肘关节即可复位。

(3)杠杆复位法 利用杠杆原理,以脱位肢体的远端为力点、脱位的关节囊为支点,通过旋转、内收、外展或伸展等活动,利用杠杆作用力,拉松阻碍脱位骨端复位的肌群,使脱出的骨端回归并恢复关节面的正常对应关系。如运用"?"或反"?"式手法整复髋关节脱位。

手法复位不成功时,应认真分析病情,找出阻碍复位的原因,积极治疗。临床上脱位整复常见的失败原因有:手法选择不当,或未掌握手法复位要点,操作不符合要求;或助手的不协调配合,或患者的肌肉发达而助手的牵引力不够,重叠移位未能矫正;或麻醉效果不佳,肌肉松弛不够,或撕脱的游离骨片阻碍复位;或关节囊、肌腱等软组织被夹在关节间,因此影响脱位之骨端关节面复位。

(4)切开手术复位法 多数新鲜脱位,可以通过手法获得复位。如不能闭合复位者,可视实际情况考虑切开复位。切开复位的适应症有:非手术复位方法失败者;复杂性脱位,须行血管、神经探查者;脱位并发骨折,骨折片潜入关节腔内;脱位并发较大骨折,肌腱、韧带断裂复位成功后可能产生关节复位不稳定者;开放性脱位需要手术清创者,可在清创的同时切开复位。

(三)固定

我国历代医家对脱位整复后都十分重视固定,积累了丰富的经验。《仙授理伤续断秘方》记载:"凡肩胛骨出,……曲着手腕,绢片缚之。"强调肩关节脱位复位后,采用肘关节屈曲位固定。

复位后进行适当的固定是巩固疗效的重要措施。凡脱出的骨端回复后,破坏的关节囊、韧带等软组织并未恢复,这些组织的修复是以后功能恢复的关键,所以应将肢体固定在功能位或关节稳定的位置上。以减少出血,控制感染,达到止痛的目的,并使损伤组织迅速修复,可预防脱位复发和骨化性肌炎。如功能位与稳定位相矛盾时,应先将关节固定在稳定位 1～2 周后改为功能位。一般来说,脱位应固定 2～3 周,不宜过长,以免发生组织黏连、关节僵硬,影响疗效。脱位常用的固定器材有牵引带、胶布、绷带、三角巾、夹板、石膏等。

(四)药物治疗

关节脱位时,都有不同程度的损伤,所以关节复位后,其损伤性质以伤筋为主。如并发骨折,复位后的损伤性质则以伤骨为主。总之关节脱位的药物治疗,分内服药和外用药两种。内服药物的应用,是以损伤的病理变化为依据,按三期辨证用药。

常用注药方法如下。

(1)中药静脉注射法　即是将中药的灭菌剂,通过注射器直接注入人体静脉,以治疗损伤等疾病的方法。本法可使药物不经消化系统和肝脏代谢而直接注入血管中,以充分发挥回阳救逆、益气固脱、活血化瘀、止痛等作用。

(2)中药肌肉注射法　和中药静脉注射法相似,能够使药物不受胃肠消化及肝脏代谢的影响,而通过肌肉组织比较迅速地到达脏腑组织器官,以发挥清热解毒、活血化瘀、清肝利胆、止血止痛等作用。

(3)中药离子透入法　即是利用直流电将药物离子通过完整皮肤或黏膜导入人体以治疗疾病的方法。20 世纪 50 年代以后,我国理疗工作者开展了中药直流电导入治疗,在临床上广泛应用。本法根据直流电场内同性电荷相斥、异性电荷相吸的原理,在电极与皮肤之间放置以药液浸湿的滤纸或纱布等,通以直流电,药物离子即在同名电极的推斥下,主要经皮肤汗腺导管的开口进入体内发挥药效达到治疗作用。

(4)电热药物温煦法　是在吸收传统的熏洗、热煦、雾化、热敷、穴敷等法和现代物理疗法特长基础上,采用电热药物温煦仪进行喷熏温熨位于穴位或病变局部药袋的一种新型外治方法。由温热和药物的直接作用,能直接通过皮肤、口腔黏膜、呼吸道将药物吸收,起到调节神经、心血管系统,疏通经络,调和气血,改善局部营养状态,调节全身机能,从而达到治疗和保健的目的。此法不受剂型限制,可根据病情加入溶媒(如黄酒、白酒、醋等),便于辨证选方用药,充分发挥中医辨证论治特点及个人用药专长。

清·吴师机著《理瀹骈文》云:"外治之理即内治之理;外治之药即内治之药,所异者法耳。"概述三期用药如下。

初期(伤后 1~2 周内):患肢因肌肉、筋脉损伤,瘀血留内,阻塞经络,气血流通不畅,则肿胀疼痛,故应以活血祛瘀为主,佐以行气止痛。内服可选筋骨痛消丸,或活血止痛汤、肢伤一方、云南白药等;外用药可选活血散、奇正消痛贴、消瘀止痛膏等。

中期(伤后 2~3 周):患肢肿胀疼痛消退,或接近清失,瘀血走散,吸收而未尽,筋骨尚未修复,应以和营生新,接骨续筋为主。内服方可选用壮筋养血汤、续骨活血汤、肢伤二方等;外用药可选用奇正消痛贴、接骨续筋药膏、舒筋活络药膏等。

后期(受伤 3 周以后):固定已解除,肿胀消失,但筋骨愈合尚不牢固,因筋骨损伤可内动肝肾,尤其身体气血虚损,肝肾不足者,应补气养血、补益肝肾、强筋壮骨。内服可选用补肾壮筋汤、壮筋养血汤、肢伤三方;外用药可选舒筋活血、通经活络的中药煎水熏洗,常用五加皮汤、海桐皮汤等。

(五)功能锻炼

《世医得效方》指出,必须"勿计工程,久当有效"。我国历代伤科医家对关节脱位整复后的功能锻炼都十分重视。

功能锻炼又称练功,是恢复肢体功能的重要方法。适当的功能锻炼可促进血液循环,加快组织的修复,预防肌肉萎缩、骨质疏松及关节僵硬等并发症的发生。练功活动的方法要遵循从健康关节到损伤关节,单一关节到多个关节。其范围应从小到大,循序渐进,持之以恒。功能锻炼时,要防止活动过猛,尤其应当避免粗暴的被动运动。

(六)手术治疗

对于手法整复失败、伤期较长或开放性脱位合并重要血管、神经损伤等,可考虑手术治疗。

四、陈旧性关节脱位的治疗

外伤性关节脱位在 3 周以上,未能整复者,属陈旧性脱位。由于关节损伤出血、肿胀、血肿机化、疤痕形成、关节黏连、关节囊及肌肉挛缩,造成手法复位困难。在临床上,应根据患者的年龄、脱位时间、临床症状和体征及解剖特点,严格掌握闭合整复的适应症和禁忌症。

(一)手法整复的适应症

3 个月以内青壮年患者;单纯性陈旧性关节脱位,对工作影响较大,关节尚有一定活动范围;X 线片可见关节软骨面正常或接近正常;X 线片尚未发现关节有创伤性关节炎者。

(二)手法整复的禁忌症

60 岁以上老年患者,往往骨质疏松,采用闭合复位易合并骨折。同时老年人体质衰弱,或多伴有心血管疾病,如高血压、心脏病等;关节脱位超过 3～6 个月者,一般肘关节后脱位超过 3 个月,肩关节、髋关节超过 6 个月者,疤痕组织较多,关节黏连较重,闭合整复难以成功;关节周围软组织内有明显的钙化,或已有骨化性肌炎者,或合并骨折、骨折块已畸形愈合,如肘关节脱位合并尺骨鹰嘴骨折;脱位之关节活动较小,甚至僵硬,或关节周围骨质过于疏松。

(三)手法整复前的准备

其一,详细了解患者的全身情况,充分估计患者能否耐受麻醉和手法整复的疼痛刺激。

其二,认真检查患肢局部病变与 X 线片诊断,为手法复位前后提供复位成功依据。

其三,加强功能活动,应以主动和被动功能锻炼相结合,逐渐加大关节活动范围,结合肢体关节脱位时间长短、肌肉丰厚情况选择不同牵引,待关节周围软组织松弛后,再行手法复位。

其四,中药熏洗并辅以按摩患部,使患部黏连、挛缩逐渐松弛,防止复位时并发症出现,同时拟定相应的预防措施。

(四)手法整复操作步骤

1. 麻醉

在陈旧性关节复位中占首要地位。只有不痛,肌肉韧带才会松弛,手法复位才会成功。

2. 松解

黏连是脱位整复成功的关键。根据关节原有活动范围,充分进行旋转、拔伸,使受伤关节屈、伸、收、展、旋转等活动功能恢复到正常范围,或接近正常范围。在活动中动作由小到大,要稳健有力,慢而轻柔,反复摇晃以达充分松解黏连之目的。

3. 整复

脱位,是使脱出的骨端关节面重新回到关节囊破端口的相对位置时,再进行复位,则成功机会较多。若手法复位不能成功,再分析 X 线片查找关节周围软组织情况,针对黏连部位,耐心手法剥离,切不可粗暴操作,勉强复位,防止造成血管、神经损伤。几经手法复位失败,应考虑改用手术切开复位治疗。

4. 固定与功能锻炼

基本同新鲜脱位治疗。

第四节 常见部位的脱位及临床治疗

一、颞颌关节脱位

颞颌关节是由下颌骨的一对髁状突和颞骨的一对下颌关节窝组成,是人体头面部唯一可动的关节。颞颌关节脱位,又称下颌关节脱位,又称失欠颊车、落下颌、颌颊脱下,俗称吊下巴。多发于老年人及体质虚弱者。根据发病的时间、部位及不同的原因分为:新鲜性、陈旧性和习惯性脱位;单侧脱位和双侧脱位;前脱位和后脱位等。临床上多为前脱位,后脱位很少见。

【病因病机】

祖国医学关于颞颌关节脱位原因的记载,最早见于隋·巢元方《诸病源候论·唇口病诸候》:"失欠颌车蹉候,肾主欠,阴阳之气相引则欠,诸阳之筋脉有循颌车者,欠则动于筋脉,筋脉挟有风邪,邪因欠发,其气急疾,故会失欠,颌车蹉也。"此后,唐·孙思邈《备急千金要方》卷六,明·陈实功《外科正宗》卷十二等,对本病的病因病理变化均有明确的认识。

(1)过度张口 在大笑、打呵欠、拔牙时,下颌骨的髁状突可过度向前滑动,移位于关节结节的前方,即可引起该关节一侧或双侧前脱位。

(2)外力打击 《医宗金鉴·正骨心法要旨·颊车骨》云:"或打扑脱臼,或因风湿袭入钩环脱臼,单为错,双脱者为落。"在张口状态下,外力向前下方作用于下颌角或颊部,关节囊的侧壁韧带不能抗御外来暴力,则可形成单侧或双侧颞颌关节前脱位。

(3)杠杆作用 用单侧上下臼齿,咬食较大硬物时,以硬物为支点,翼外肌、嚼肌为动力,颞颌关节处于不稳定状态,肌力拉动下颊体向前下滑动,多形成单侧前脱位,亦可发生双侧前脱位。

(4)肝肾亏虚 《伤科汇纂·颊车骨》云:"夫颔颏脱下,乃气虚不能收束关窍也",老年人和久病体质虚弱者,均有程度不同的气血不足,肝肾失养,韧带松弛,因此容易发生习惯性颞颌关节脱位。

颞颌关节是由下颌骨的一对髁状突和颞骨的一对下颌关节窝组成。髁状突和关节均在关节囊内,关节囊较薄弱而松弛,尤以关节囊的前壁为甚。关节盘内有一纤维较骨关节盘,此盘呈卵圆形,上下面均凹陷,与关节囊紧密相连,对颞颌关节的稳定有一定作用。

在正常情况下的颞颌关节,闭口时髁状突位于下颌窝内。当张口讲话、咀嚼、唱歌时均有较大的滑动移位。此时,关节囊被拉长、拉松,但并未破裂。若遭受外力打击,翼外肌、嚼肌的痉挛和下颏韧带的紧张,都可推动下颌骨向前继颌滑移,当髁状突移位超越关节结节的最高峰,滑移至关节结节之前,即形成颞颌关节前脱位。

【鉴别诊断】

本病主要症状为张开闭合或咀嚼时疼痛,关节有摩擦音或弹响,开闭口困难。偶伴有耳堵塞感、耳鸣及听力减退等。局部压痛,典型的压痛点在髁状突的外侧及其后方,有摩擦音或弹响;下颌运动障碍、僵硬或超限运动等。

【治疗】

1. 整复方法

(1)双侧脱位口腔内复位法 唐·孙思邈《备急千金方·七窍病·治失欠颊车蹉开张不合方》中记载了口腔内复位法:"一人以手指牵其颐以渐推之,则复入人矣。推当疾出指,恐误啮伤人指也。"现今所用复位手法基本与古代相同。患者坐位,术者站在患者面前,用无菌纱布包缠拇指,然后将双手拇指伸入患者口腔内,指尖尽量置于两侧最后一个下臼齿的嚼面上,其余手指放于两侧下颌骨下缘,两拇指将臼齿向下按压,下颌骨移动时再向后推,余指协调地将下颌骨向上端,听到滑入的响声,说明脱位已复入。与此同时,术者拇指迅速向两旁颊侧滑开,随即从口腔内退出。

(2)单侧脱位口腔内复位法 患者坐位,术者位于患者旁侧,一手掌部按住健侧耳屏前方,将头部抱住固定,另一手拇指用纱布包缠好插入口内,按置于患侧下臼齿,其余2~4指托住下颌。操作时,2~4指斜行上提,同时拇指用力向下推按,感觉有滑动响声,即已复位。

(3)口腔外复位法 多用于老年及习惯性脱位。

①点穴复位法 手法前的复位准备同口内复位法。术者双手拇指置于患者髁状突前缘,即下关穴位处,用力由轻到重,向后上压挤髁状突。当患者两下颌部酸麻,两颌部肿胀,口内流涎,嚼肌已松弛,此时术者进行手法复位操作。即两手食指、中指托住两下颌角,以环指、小指托住下颌体,向前向上端送,脱位即可复位。

②双拇指推按法 医患体位同前。此法是术者站于患者对面,以双手拇指推按双侧下颌骨髁状突的前上方,缓缓用力向下后方推挤,当髁状突顶端被推送至关节结节顶部水平时,仍维持原推挤力,同时令患者缓缓闭合,即可听到复位声。

2. 固定方法

复位成功后,把住颌部,维持闭口位。四头带兜住下颌部,四头带分别在头顶上打结(图 4-1)。固定时间 1~2 周。习惯性颞颌关节脱位固定时间为 2~3 周。其目的是维持复位后的位置,使被拉松拉长的关节囊和韧带得到良好修复,防止再脱位。

在固定期间,进流质饮食,半个月后进软食,1 个月以内不能吃硬物,并防止作张大口动作,如大声讲话、大笑,特别注意打喷嚏等。

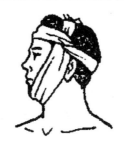

图 4-1 四头带固定法

固定期间,绷带不宜过紧,应允许张口超过 1cm。同时,绷带要保持向上的拉力,不可将下颌拉向后下方,否则易再脱位。

3. 药物治疗

根据具体病人进行辨证治疗。初期应选用理气、活血、舒筋方剂,以促进气血运行、筋脉畅通,如复元活血汤等。中后期应选用补气养血、益肝肾、壮筋骨的方剂,如壮筋养血汤、补肾壮筋汤等。对习惯性脱位应重用补气养血、壮筋骨之法。外用药物如舒筋药水、正骨水、茴香酒等涂擦患侧关节周围,每日 2～3 次,一般不用外敷类药物。习惯性脱位,可在局部关节处作浸润麻醉,分别向关节囊两侧注入 5‰鱼肝油酸钠 0.5ml。经 2～3 次治疗后,多可使关节颌纤维化。限制颞颌关节活动,预防再脱位。

4. 按摩

鼓励患者自行按摩。即用双手拇指或中、食指置于翳风穴或下关穴上,轻揉按摩,以酸痛为度,每天 3～5 次,每次按揉 50～100 次,至痊愈为止。

二、上肢关节脱位

(一)肩关节脱位

肩关节由肩胛骨的关节孟和肱骨头及关节囊和关节韧带组

成。肩关节脱位,也称为肩肱关节脱位。古称肩胛骨出、偶骨骱失或肩骨脱臼。《灵枢·经脉》称肩关节为"肩解"。肩关节脱位为全身关节脱位的第二位,仅次于肘关节。

肩关节脱位指肱骨头脱离了关节盂,致功能丧失。我国唐代《理伤续断方》最早记载了靠背椅整复法整复肩关节脱位。

【病因病机】

肩关节脱位的病因有直接暴力和间接暴力。间接暴力又可分为传达暴力和杠杆作用两种。直接暴力损伤较少,以间接暴力损伤所致为主。

(1)直接暴力 多因打击或者冲撞等外力直接作用于肩关节而引起。患者常是向后跌倒,或因来自肩关节后方的冲击力,使肱骨头脱位。

(2)传达暴力 由于患者侧向跌倒,患肢外展、外旋,手掌或肘后着地,暴力沿肱骨干传至肱骨头。

(3)杠杆作用 当上肢高举、外展、外旋时,肱骨大结节于肩峰紧密相连,并形成杠杆力的支点。

【临床症状】

患肩关节疼痛。

【诊查要点】

脱位后肩部局部压痛、肿胀、功能障碍,肩部失去膨隆丰满的外形,肩峰明显突出,下部空虚,即形成方肩畸形。患臂弹性固定于肩外展的 $20°\sim30°$ 位,在喙突下、腋窝内或锁骨下可触及肱骨头。

搭肩试验(Dugas 征)阳性:即患侧肘关节屈曲,肘尖贴紧胸壁,则患侧的手不能搭于健侧肩部。

直尺试验阳性:即检查时,腋皱壁下降,直尺边缘能同时接触肩峰与肱骨外上髁。

若合并肱骨大结节撕脱性骨折,局部肿胀更为明显,可有淤斑及骨擦音,患者常用健侧手托扶患肢前臂。

【鉴别诊断】

(1)明确外伤史如车祸、高处坠落、跌伤、运动伤等。

(2)临床症状与体征。

(3)影像学检查(肩关节正侧位 X 光片、肩关节 CT 检查等)。对合并有肩关节骨折者宜行肩关节 CT 检查,特别是对中心性脱位宜行重建 CT 检查。当合并有血管、神经损伤症状与体征者宜行血管彩超、肌电图检查。根据明确外伤史、临床症状与体征、影像学检查可明确诊断。

【治疗】

1. 整复方法

对颈干角,采用外展的方法;利用纵轴的牵拉除能抵消肌肉张力外,还可借力用力,利用杠杆原理,在改变体位的同时进行复位。

(1)拔伸足蹬法　此法在临床上最为常用。具体操作方法是:患者仰卧于床上,用拳大的软布垫于患侧腋下,以保护软组织,切记不可不用。术者立于患侧,用两手握于患者肢腕部,并用近于患者的一足抵于腋窝内,即右侧脱位术者使用右足,左侧使用左足。在肩外旋、稍外展位置沿患肢纵轴方向用力缓慢拔伸,继而徐徐将患肢内收、内旋,利用足跟为支点的杠杆作用,将肱骨头挤入关节盂内。当听到入臼声音时,复位即告成功。使用该方法时足蹬不可用暴力,避免引起腋窝血管神经的损伤。若用此方法而肱骨头未回纳,可能由于肱二头肌长头腱阻挠,可将患肢进行内、外旋转,使肱骨头绕过肱二头肌长头腱,然后接着按照上述方法进行复位(图 4-2)。

(2)膝顶推拉法　《伤科汇纂》记载:"令患人安坐于凳上,医者侧立其旁,一足亦踏于凳上,以膝顶于胁肋之上,两手将患肢肩膊擒住,往外拉之,以膝往里顶之,骤然用力,一拉一顶,则入臼矣。比之用肩头掮者,更为简捷矣。"此法让患者坐于凳上,术者与患者同一方向立于患侧。以左侧脱位为例,术者左足立地,右足踏于患者所坐凳上,将患者外展60～80°,并以拦腰状绕过术者身后,术者以左手握其腕,紧贴于左肩上,右手擒住患者左肩峰,右膝屈曲小于90°,膝部顶于患者腋窝,右膝顶右手推,左手拉,并同时左身转,徐徐用力,然后右膝抵住肱骨头部向上用力一顶,即可复位(图4-3)。

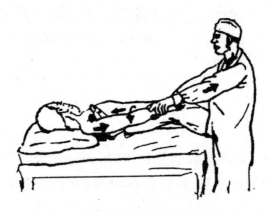

图4-2 肩关节脱位拔伸足蹬复位法

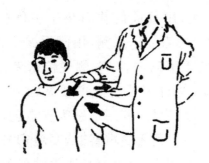

图4-3 肩关节脱位膝顶推拉法

(3)拔伸托入法 清·胡廷光引《陈氏秘传》载:"肩膊骨出白,如左手出者,医者以右手叉病人左手,如右手出者,医者以左手叉病人右手,却以手掌推其腋,用手略带伸其手,如骨向上,以手托上"。此法患者坐位,术者站于患肩外侧,以两手拇指压其肩峰,其余手指插入腋窝把住肱骨上端内侧。第一助手站于患者健侧肩后,两手斜形环保固定患者,第二助手一手握患者肘部,一手握腕上部,外展外旋患肢,由轻而重地向前外下方作拔伸牵引。

与此同时,术者插入腋窝的手将肱骨向外上方钩托,第二助手逐渐将患肢向内收、内旋位进行拔伸,直至肱骨头有回纳感觉,复位即告成功(图4-4)。

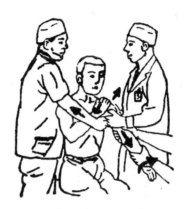

图4-4　肩关节脱位拔伸托入法

（4）牵引回旋法　患者取坐或者卧位,术者站于患侧,以右肩关节前脱位为例,术者用右手把住患肢肘部,左手握住手腕。右手徐徐向下牵引,同时外展、外旋上臂,以松开胸大肌的紧张,使肱骨头回到关节盂的前上缘。在上臂外旋牵引位下,逐渐内收其肘部,使之于前下胸壁相连。此时肱骨头已由关节盂的前上缘向外移动,关节囊的破口逐渐张开。在上臂高度内收下,迅速内旋上臂,肱骨头便可通过扩大的关节破口滑入关节盂内,并可闻及入臼声。此法应力较大,肱骨颈受到相当大的扭转力,因此它多在其他手法失败后选用,但操作亦轻稳谨慎,若用力过猛,可引起肱骨外科颈骨折,尤其是骨质疏松的老年患者更应注意(图4-5)。

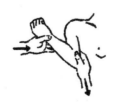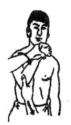

图4-5　肩关节脱位牵引回旋法

2. 固定方法

(1)肩关节前脱位 复位后必须采用稳妥的固定方法,一般采用胸壁绷带固定法。患肢上臂保持内收内旋位,肘关节屈曲60°~90°,前臂依附胸前,用绷带将上臂固定于胸壁,腋下和肘内侧放置纱布棉垫,以保护皮肤,前臂可用颈腕带或三角巾悬吊胸前2~3周(图4-6)。

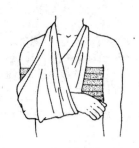

图 4-6 胸壁绷带固定法

(2)肩关节后脱位 用肩人字石膏固定于上臂外展、后伸各40°位,并适当外旋位,3周后解除固定。

3. 功能锻炼

固定期间,鼓励患者练习腕部和手指活动,如抓空增力、上翘下钩等。1周后去除胸壁绷带,仅留三角巾继续悬吊患肢,此时可行肩关节的屈伸活动;2~3周解除外固定后,应逐步做肩关节各方向的主动活动锻炼,以防止肩关节软组织黏连与挛缩,如双手托天、小云手、手拉滑车、手指爬墙等。

4. 药物治疗

初期以活血化瘀、行气止痛为主,可内服舒筋活血汤或肢伤一方、活血止痛汤、云南白药、活血丸、三七总甙片、血腑逐淤胶囊等;外用消肿散、双柏散或活血散、定痛膏、好及施、东方活血膏、伤科跌打酒等。中期以和营生新,续筋为主,内服壮筋养血汤、跌打营养汤、续筋活血汤、肢伤二方等,外用活血散、接骨续筋膏或舒筋活络药膏、复方南星止痛膏、好及施、伤科跌打酒等。后期以补益气血、强壮筋骨为主,内服壮筋养血汤、生血补髓汤、补肾壮筋汤、虎潜丸、肢伤三方等;解除外固定后外治以海桐皮汤或上肢损伤方、骨外洗方熏洗。

5. 其他疗法

(1)推拿 按摩、针灸、理疗等。

(2)手术疗法 对手法复位失败,合并神经、血管损伤,合并骨折的患者,均应施行手术切开复位。若为习惯性肩关节脱位,可考虑关节囊折叠缝合术或肩胛下肌止点外移术。

6. 预防

避免外伤。在有保护措施的条件下进行体育锻炼。首次损伤后固定时间及功能锻炼严格按照医师指导进行。

(二)肘关节脱位

肘关节脱位多见于青壮年,儿童与老年人少见。肘关节是屈成关节,由肱尺、肱桡及尺桡近侧三个关节共同包裹在一个关节囊内组成的复关节。关节囊前后松弛薄弱,两侧紧张增厚形成尺、桡侧副韧带。此外,关节囊纤维层的环形纤维形成一坚韧的桡骨环状韧带,包绕桡骨小头。肘关节主要进行以肱尺关节为主,肱桡关节和桡尺近侧关节为协调的屈伸运动。肘部由肱骨内、外上髁及尺骨鹰嘴突形成三点骨性标志,伸肘时,此三点形成一直线;屈肘时,此三点形成一等边三角形,故又称“肘后三角”。此三角关系可用于判断肘关节脱位和肱骨髁上骨折。

【病因病机】

1. 肘关节后脱位

多因间接暴力所造成。患者跌倒时肘关节伸直位,手掌着地,传达暴力使肘关节过度后伸,以致鹰嘴尖急骤撞击肱骨下端的鹰嘴窝,在肱尺关节处形成有力的杠杆作用,半月切迹自肱骨下端滑车部脱出,使止于尺骨粗隆上的肱肌及肘关节囊的前壁被撕裂,肱骨下端向前下移位,尺骨鹰嘴突向后上移位,尺骨冠突和桡骨头同时滑向后方,形成肘关节后脱位。

2. 肘关节侧方脱位

在引起肘关节后脱位的同时,由于暴力作用方向的不同,可沿尺侧和桡侧向上传达,导致肘内翻或肘外翻,引起肘关节侧副韧带撕裂,但环状韧带仍保持完整。因此,尺骨鹰嘴和桡骨小头除向后移位外,还会同时向尺侧或桡侧移位,形成后内侧或后外侧脱位,尤以后外侧脱位常见。严重移位时,可引起尺神经牵拉伤。

3. 肘关节前脱位

极少见,多因肘关节屈曲位跌仆,肘尖着地,暴力由后向前,一般先造成尺骨鹰嘴骨折,若暴力继续作用,可将尺桡骨上端推移至肱骨下端的前方,而成为肘关节前脱位。

【治疗】

1. 手法复位

(1)肘关节后脱位 拔伸屈肘法。患者取坐位,助手立于其背后,双手握患肢上臂中段,术者站在伤侧前方,一手握住患肢腕部,与助手相对拔伸,另一手的拇指抵住肱骨下端,向后按压,其余四指抵住鹰嘴向前端提,并慢慢将肘关节屈曲。若闻入臼声,外形恢复正常,肘后三角关系恢复,屈曲肘关节,患肢手部可触及同侧肩部,说明复位已成功。患者亦可取卧位,患肢上臂靠床边,术者一手按其上臂下段,另一手握患肢前臂,顺势拔伸,有入臼声后,屈曲肘关节。

(2)肘关节后脱位 患者取坐位或卧位,一助手固定患肢上臂,另一助手握患肢腕部,顺势牵引,术者用两手拇指在肘前向后下按压尺桡骨上端,余指由肘后抵住肱骨下端向前上端提,有入臼声,示已复位。若合并鹰嘴骨折,脱位整复后按鹰嘴骨折处理。

(3)肘关节侧方脱位 原则上先整复侧方脱位,后矫正前后移位。侧方移位用挤压手法矫正。

复位后应进行检查。肘关节外形恢复正常,与健侧对比相似,肘关节屈伸活动能恢复正常,患侧手可触及同侧肩部,肘后三角关系正常,摄肘关节正、侧位 X 线照片,可以证实复位是否成功。

2. 固定

新鲜肘关节后脱位复位后,肘关节屈曲 90°～135°,三角巾悬吊或"∞"字绷带固定 3 周;肘关节前脱位复位后,肘关节 0°～20°位固定 1 周,再屈曲 90°位固定 2 周;肘关节侧方脱位及暴裂型脱位复位后,用"∞"字绷带或石膏托将肘关节固定在屈曲 90°位 3 周,合并骨折者复位后,小夹板加压垫或石膏托固定,时间按骨折固定需要决定(图 4-7)。

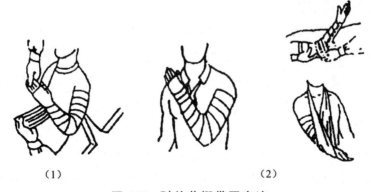

（1）　　　　　　　　　　　　（2）

图 4-7　肘关节绷带固定法

(1)肘关节后脱位固定法;(2)肘关节前脱位复位后固定法

3. 功能锻炼

肘关节损伤后,血肿极易纤维化或骨化,产生肘关节僵硬或骨化性肌炎。所以肘关节脱位整复后,应鼓励患者尽早进行功能锻炼,以利加快局部血液循环,血肿吸收,防止后期并发症的产生。固定期间,可做肩、腕及掌指关节的活动;去除固定后,以屈伸肘为主,积极进行肘关节主动活动。活动期间,应禁止肘关节的强烈被动活动,以防骨化性肌炎等并发症的发生。

4. 药物治疗

肘关节脱位复位后,可按初、中、后三期辨证用药。初期宜活血化瘀、消肿止痛,内服舒筋活血汤、续骨紫金丹等,外敷消肿止痛膏、双柏散等;中期宜和营生新、舒筋活络,内服壮筋养血汤等,外敷舒筋活络膏、接骨舒筋膏等;后期宜益气血、补肝肾、强筋骨,内服六味地黄丸、八珍汤、十全大补汤等,外用海桐皮汤、上肢损伤洗方熏洗等。

(三)小儿桡骨头半脱位

小儿桡骨头半脱位又称牵拉肘,多见于 4 岁以下的幼儿,是临床中颇常见的肘部损伤之一。男孩多于女孩。左侧多于右侧。

【病因病机】

多为间接暴力所致,当幼儿肘关节处于伸直位,腕部受到纵向牵拉所致。如穿衣或行走时跌倒,幼儿的前臂在旋前位被成人用力向上提拉,即可造成桡骨小头半脱位。对桡骨小头半脱位的病理改变有几种认识,但多数认为幼儿桡骨头发育尚不完全,头和颈直径几乎相等,有时头甚至还小于颈,环状韧带松弛。当肘关节在伸直位,突然受到牵拉,肱桡关节间隙加大,关节内负压骤然增加,关节囊和环状韧带被吸入肱桡关节间隙,桡骨头被环状韧带卡住,不能回归原位,形成桡骨小头半脱位。

【鉴别诊断】

患儿的患肢有纵向被牵拉外伤史;伤后患儿哭闹,伤肢不肯活动,更拒绝别人触动;患肢出现耸肩,肘关节呈半屈曲或伸直,前臂旋前位,不能旋后,不能屈肘,不能抬举,取物时肘关节不能自由活动。桡骨头处有压痛,肘关节无明显肿胀;肘关节正侧位X线片照片检查,桡骨头中轴线偏移肱骨小头。

【治疗】

1. 手法复位

以右手为例,家长抱患儿坐位,术者左手拇指置于桡骨小头外侧,右手握其腕部,逐渐牵引,前臂旋后,一般半脱位在旋后过程中即可复位。若不能复位,左手拇指按压于桡骨小头处,右手牵引至肘关节伸直旋后位,然后屈曲肘关节,一般都能复位成功。亦可在牵引的基础上,来回旋转前臂,也可达到复位的目的。复位成功时,拇指下可感到或听到桡骨小头的入臼声。复位后,患儿肘部疼痛立即消失,停止哭闹,开始使用患肢,能上举取物,以上两点是桡骨小头半脱位复位成功的标志(图4-8)。

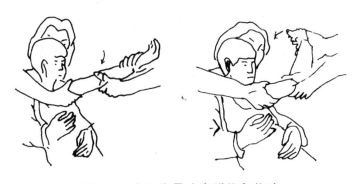

图 4-8　小儿桡骨头半脱位复位法

2. 复位后处理

复位后,一般不需要制动,必要时用绷带将患肢悬吊胸前两天,但应嘱患儿家属为小儿穿、脱衣服时,防止牵拉患肢,以免脱位再次发生,形成习惯性脱位。一般习惯性桡骨小头半脱位,随着幼儿年龄增长,骨与软骨发育逐步完善,脱位次数会逐渐减少,7岁以后发生桡骨小头半脱位者较为少见。

三、下肢关节脱位

这里主要介绍膝关节脱位。膝关节是人体最大、结构最复杂的关节,由股骨远端、胫骨近端和髌骨构成。借助关节囊、内外侧副韧带、前后十字韧带、半月板等连接和加固,周围有坚强的韧带和肌肉保护而保持稳定。腘动脉主干位于腘窝深部,紧贴股骨下段、胫骨上段,位于关节囊与腘肌筋膜之后。腓总神经在腘窝上外侧沿股二头肌腱内缘下行,以后越过腓肠肌外侧头后面,走行于股二头肌腱和腓肠肌腱之间,贴近膝关节囊,向下绕过腓骨颈部,向前内穿过腓骨长肌起点,分为深、浅两支。膝关节伸直时,无侧方及旋转活动。当屈曲 90°或半屈曲位时,可有轻度侧方及旋转活动。

【病因病机】

膝关节脱位由强大的直接暴力及间接暴力引起,以直接暴力多见,如从高处跌下、车祸、塌方等暴力直接撞击股骨下端或胫骨上端。间接暴力则以股骨下端固定而作用于胫骨的旋转暴力多见。根据膝关节脱位后胫骨上端所处位置,可分为前脱位、后脱位、内侧脱位、外侧脱位和旋转脱位,其中前脱位最常见。

1. 膝关节前脱位

多为膝关节强烈过伸所致。当膝关节过伸超过 30°,或外力由前方作用于股骨下端及由后向前作用于胫骨上端,均可造成胫骨向前移位,多伴有后关节囊撕裂、后十字韧带断裂或腘动、静脉损伤。

2. 膝关节后脱位

屈曲膝关节时,外力由前向后作用于胫骨上端,造成向后移位。多伴有前十字韧带断裂及腘动、静脉损伤等。

3. 膝关节外侧脱位

强大暴力由外侧作用于股骨下端,造成胫骨向外侧移位。

4. 膝关节内侧脱位

强大暴力由外侧作用于胫腓骨上端,造成胫骨向内侧移位。

严重者可引起腓总神经牵拉损伤或撕裂伤。

5. 旋转脱位

强大的旋转外力造成胫骨向两侧旋转脱位,以后外侧脱位多见。

【鉴别诊断】

有严重外伤史。伤后膝关节剧烈疼痛、肿胀、功能丧失。不完全脱位者,由于胫骨平台和股骨髁之间不易交锁,脱位后常自行复位而没有畸形;完全脱位者,患膝明显畸形,下肢缩短,可出现侧方活动与弹性固定,在患膝的前后或侧方可摸到脱出的胫骨上端与股骨下端。合并十字韧带断裂时,抽屉试验阳性;合并内、外侧副韧带断裂时,侧向试验阳性。若出现小腿与足趾苍白、发凉或膝部严重肿胀、发绀,腘窝部有明显出血或血肿,足背动脉和胫后动脉搏动消失,表示有腘动脉损伤的可能。如果受伤后出现胫前肌麻痹,小腿与足背前外侧皮肤感觉减弱或消失,则提示腓总神经损伤。

膝部正侧位 X 线平片可明确诊断及移位方向,并了解是否合并骨折。

【治疗】

1. 整复方法

一般在腰麻或硬膜外麻醉下进行复位。患者取仰卧位,一助手用双手握住患侧大腿,另一助手握住患侧踝部及小腿做对抗牵引,保持膝关节半屈曲位置,术者用双手向脱位的相反方向推挤或端提股骨下端与胫骨上端,如有入臼声,畸形消失,即表明复位成功。

2. 固定

对膝关节进行加压包扎后,用长腿夹板或石膏托屈曲 20°～30°位固定 6～8 周,抬高患肢,以利消肿。禁止伸直位固定,防止加重血管、神经损伤。

3. 药物治疗

初期以活血化瘀、消肿止痛为主,方用桃红四物汤加牛膝、延胡索、川楝子、泽泻、茯苓等,外敷消肿止痛膏;中后期强筋壮骨,方用正骨紫金丹或健步虎潜丸,可配合消肿活血汤外洗及苏木煎汤熏洗等。

4. 其他治疗

若关节腔内有积血、积液时,应先抽取积血、积液再加压包扎;膝关节脱位并发韧带、血管损伤及骨折者,可考虑选择手术治疗,如关节镜下修复术、内固定术等。

第五章　筋伤

由于各种外来暴力或慢性劳损及风寒湿邪侵袭等原因造成皮肤、皮下组织、筋膜、肌肉、肌腱、腱鞘、韧带、关节囊、关节软骨、椎间盘、滑膜、骨膜、血管、神经等软组织的损害,称为筋伤,俗称伤筋,相当于西医学的软组织损伤。筋伤既是一类独立性的疾病,亦常继发于骨折、脱位、骨病等疾病。

第一节　筋伤概论

一、分类

(一)按受伤的性质分类

1. 扭伤

间接暴力使肢体和关节周围的筋膜、肌肉、韧带等组织过度扭曲牵托而引起损伤。

2. 挫伤

直接暴力打击、冲撞、挤压肢体局部而引起的皮下组织、肌肉、肌腱等的闭合性损伤。

3. 碾压伤

由于钝性物体推移挤压与旋转挤压直接作用于肢体,造成以皮下及深部组织为主的严重损伤,往往造成皮下组织挫伤及肢体皮肤撕脱伤。

(二)按受伤的时间分类

1. 急性筋伤

亦称新伤,一般指损伤时间在 2 周以内的新鲜损伤。

2. 慢性筋伤

亦称陈伤,一般指治疗不当、不彻底,急性损伤时间超过 2 周未治愈的损伤。

(三)按受伤的程度分类

1. 撕裂伤

指由于扭、挫、牵拉等强大外力作用,使得某一部位的筋发生撕裂损伤。

2. 断裂伤

由于外力的作用使肢体局部之筋发生断裂的损伤,其外力强度比撕裂伤更大,伤情更严重。

3. 骨错缝

指可动关节和微动关节在外力作用下发生微细离位,也称关节骨缝开错。常因扭伤而发生,可引起关节活动障碍、局部疼痛、轻微肿胀等。一般 X 线检查为阴性,如果错缝位置较大,X 线检查方可反映出来。

（四）按受伤后皮肤有无创口分类

1. 开放性损伤

筋伤后皮肤有创口与外界相通，称为开放性损伤。如切割伤、刺伤、火器伤、兽咬伤等，常继发感染。

2. 闭合性损伤

损伤部位皮肤保持完整状态者，称为闭合性损伤。如扭伤、挫伤等。

（五）按受伤的部位分类

1. 外伤

指伤及皮肉、筋的损伤。

2. 内伤

指伤及气血、经络、脏腑的损伤，如头、胸、腹腔内的损伤。

一般来说，外伤是显性损伤，内伤是隐性损伤，内伤伤势重于外伤。

二、临床表现与诊断

（一）临床表现

筋伤的临床表现主要是疼痛、肿胀和功能障碍。因导致外伤的外力的大小、性质和程度上的差异，筋伤临床表现有较大差异。

1. 疼痛

急性筋伤疼痛较剧烈，呈锐痛、刺痛，局部压痛明显，痛处拒按;慢性筋伤疼痛较缓和,呈酸痛、胀痛、隐痛、钝痛等,疼痛常与活动牵拉有关或与天气变化有关。增生物压迫或刺激神经者,则可出现该神经支配区域产生放射痛或麻木感。

2. 肿胀

伤后患处络脉损伤,血溢脉外,阻塞络道,水湿停留出现肿胀,其程度与外力大小、损伤的程度有关。

3. 功能障碍

肢体由于疼痛、肿胀或神经、肌腱损伤出现不同程度的功能受限。

4. 畸形

由肌肉韧带撕裂、挛缩及肌肉萎缩所致。如肌肉韧带断裂后,可出现收缩性隆起,断裂缺损处有凹陷畸形。

5. 肌肉萎缩

由于疼痛及包扎固定使肢体活动减少,肌肉的收缩力降低,日久导致局限性肌萎缩,一般称为失用性肌萎缩。如肩关节周围炎后期可出现三角肌萎缩。

(二)常见并发症

1. 撕脱性骨折

强大肌肉收缩力可使肌腱附着点发生撕脱性骨折。此外,轻微反复或持续的肌肉收缩,可引起疲劳性骨折,如第2跖骨疲劳性骨折。

2. 关节脱位

由于筋伤使韧带松弛,在肌肉牵拉、肢体重量等外力作用下,关节稳定性遭到破坏,引起关节半脱位或全脱位。

3. 关节僵直

筋伤后由于失治、误治常引起筋的挛缩、黏连,或出现关节边缘骨质增生,使关节的主动活动和被动活动受限。

4. 损伤性骨化

急性筋伤后局部出血,血肿机化,使受伤关节周围组织增生、钙化、骨化,导致关节功能障碍。多见于肘关节损伤。

5. 创伤性关节炎

筋伤造成关节面不平整,关节周围骨质增生,出现关节疼痛、功能障碍。

6. 骨质疏松

筋伤后由于肢体活动减少,日久则致骨组织广泛脱钙,引起失用性骨质疏松。

（三）诊断

根据病史、临床表现、体格检查、辅助检查等收集的资料,进行综合分析,做出诊断。

一般来说,急性筋伤发病突然,有比较明确的外伤史,以及明显的局部症状,疼痛剧烈,比较容易诊断;而慢性筋伤的外伤史不明显,起病缓慢,症状逐渐出现,疼痛表现为隐痛或酸楚,往往容易漏诊或与骨痨、骨肿瘤等其他疾病混淆,要注意鉴别诊断。

无论是急性筋伤还是慢性筋伤,要仔细寻找压痛点,压痛点的部位往往就是损伤病变的部位所在。西医学的检测手段有助于筋伤的诊断。

三、治疗

筛伤的治疗以辨证论治为基础,其治疗原则是筋骨并重、内外兼治、分期论治、防治并举。在筋伤的治疗过程中,要始终坚持以恢复生理功能为目的。

常用治疗方法包括手法治疗、药物治疗、针灸、小针刀、局部注射法、固定、练功、手术治疗等。在临床上可根据损伤的虚实、久暂、轻重、缓急等具体情况加以选择运用。

1. 手法治疗

手法是治疗筋伤的主要方法,强调"以通为用"。手法治疗的作用是活血化瘀、舒筋活络、消肿止痛、整复错位、解痉止痛、活络除痹、松解黏连、通利关节、温经散寒、调和气血、防治痿废。手法有按、摩、推、拿、揉、捏、搓、擦、拔伸牵引、震颤摇晃、旋转斜扳、拍打、弹拨、将顺、踩跷法等。在治疗时,新伤手法操作宜轻,旧伤手法操作宜重。每次手法按准备手法、治疗手法、结束手法3个阶段进行,要求先轻后重,轻时不宜虚浮,重时切忌粗暴,注意每个手法之间的衔接,保持整个手法治疗的连贯性。

2. 药物治疗

要着眼于整体,以辨证论治为基础,以八纲、气血、经络、脏腑辨证为主要依据,既要注意内服药物的治疗,又要重视运用外用药物。结合三期辨证用药。

(1)初期(伤后1~2周)治疗 以气滞血瘀、疼痛、肿胀或瘀血化热为主。宜用攻利法,常用攻下逐瘀法、行气活血法、凉血清热法。常用方有桃仁承气汤、复元活血汤、加味犀角地黄汤。

(2)中期(伤后3~6周)治疗 肿痛初步消退,筋脉拘急未完全消除,治疗上宜攻补兼施、调和营卫、和血止痛、舒筋活血。常用方有和营止痛汤、舒筋活血汤。

（3）后期（损伤 7 周以后）治疗　损伤日久,气血耗损,肝肾亏虚,治宜补养气血、补益肝肾、强壮筋骨、温经通络为主。常用方有补肾壮筋汤、大活络丹、小活络丹。

在筋伤初、中期,外用消瘀止痛膏、四黄散消瘀退肿、清热止痛;筋伤后期常用四肢损伤洗方、海桐皮汤熏洗,以温经止痛、滑利关节。

3. 针灸治疗

损伤初期"以痛为腧"取穴与邻近部位取穴结合,以泻法为主;损伤中、后期"以痛为腧"取穴与循经取穴结合,用平补平泻法或补法。常配合拔罐治疗。

4. 小针刀疗法

小针刀融针刺疗法的针和手术疗法的刀为一体,是一种闭合性微创手术疗法,通过松解、剥离黏连及瘢痕,从而起到疏通阻滞、舒筋通络、促进气血运行的作用,使伤者经络、气血、脏腑功能恢复正常。

5. 局部注射疗法

（1）封闭疗法　是将局麻药和类固醇类药物的混合液注射于疼痛部位,达到消炎镇痛的目的。常用 1% 利多卡因 2～10mL加曲安奈德 20～40mg 痛点封闭。

（2）水针疗法　是直接将药液注射到筋伤的部位及邻近腧穴的治疗方法。常用复方丹参注射液 2～6mL、复方当归注射液2～6mL,隔日 1 次,10 次为 1 个疗程。

（3）高频电火花水针疗法　是在水针疗法的基础上施加高频电火花,激活药物在病处发挥疗效的方法。

6. 牵引疗法

牵引疗法是应用外力对身体某一部位或关节施加牵拉力,以达到舒筋活络、通利关节为目的的治疗方法。常用于治疗颈腰椎疾病等。

7. 固定疗法

急性筋伤早期局部肿痛较甚者，肌腱、韧带的断裂伤等严重的筋伤，需局部固定制动，以缓解关节周围软组织痉挛，减轻疼痛，利于筋伤的修复。常用的固定方法有绷带固定法、弹力绷带固定法、胶布固定法、夹板固定法和石膏固定法等。

8. 练功疗法

又称为功能锻炼法。能加速损伤修复，防止肌肉萎缩、关节黏连和骨质疏松的发生。功能锻炼应尽早进行，它是帮助肢体恢复正常功能活动的一项重要步骤。

9. 手术疗法

肌腱、韧带的断裂伤，神经、血管的严重损伤及部分关节盘的损伤等，必须通过手术治疗。

第二节　筋骨病损的病因病机

一、筋骨病损的病因

正如《金匮要略》所言"千般灾难，不越三条"，筋骨病损的病因也分为外因、内因、不内外因。宋代陈言《三因极一病证方论·三因论》曰："六淫，天之常气，冒之则先从经络流入，内合于脏腑，为外所因；七情，人之常性，动之则先自脏腑郁发，外形于形体，为内所因；其如饮食饥饱，叫呼伤气，尽神度量，疲极筋力，阴阳违逆，及至虎狼毒虫，金疮蹾折，疰忤附着，畏压缢溺，有背常理，为不内外因。"

外感六淫,流注经络,内入脏腑,继而伤至筋脉骨肉,此为外因。《素问·痹论》曰:"风寒湿三气杂至,合而为痹也。其风气胜者为行痹,寒气胜者为痛痹,湿气胜者为著痹也。"指出痹症多为外感风寒湿邪。又《素问·痿论》曰:"肺热中焦,则皮毛虚弱急薄,著则生痿躄也。"指出火热邪毒可以伤阴劫血,而导致筋脉骨肉失养而发生痿痹。

内伤七情,郁发于脏腑,外形于肢体,此为内因。是由于情绪变化引起脏腑精气功能紊乱而致疾病发生或诱发的一类病因。七情内伤可直接伤及内脏,作用于脏腑所主之体。也会因情志致病,影响脏腑气机使其升降失常。《素问·举痛论》说:"百病生于气也,怒则气上,喜则气缓,悲则气消,恐则气下……惊则气乱……思则气结。"气机的失调进一步影响精血津液的输布,产生如血瘀、痰饮等病理产物。

不为邪气情志所生,如饮食所伤、劳倦过度、跌打损伤、虫兽伤、溺水等,即为不内外因。大部分急性的筋骨病损多由跌打损伤引起,活动不慎,闪腰顿挫,猝受外力,筋伤骨折。而慢性劳损性的疾病则常由劳倦过度引起,外在长期积累性的损伤作用于机体,造成如现代之颈椎病、腰肌劳损、骨关节炎等疾病,其临床特点是起病缓慢、迁延反复。这类疾病的治疗强调除了在药物与局部治疗之外,更应注重平时正确生活习惯的养成。

导致筋骨病损病的病因常常不是孤立的,三因之间也多有互相影响与转化。如骨质疏松引起的病理性骨折,多是素体虚弱,后天生化无力,筋骨失养,在受到外界暴力之下发生的骨折。所以在治疗筋骨病损的时候,要"分别三因,归于一治",全面而整体地用药施治。

二、筋骨病损的病机

筋伤除因外力致筋断、筋裂、筋位失常,引起受伤部位疼痛、肿胀、功能障碍等局部病理变化之外，还常引起气血、经络、脏腑等功能紊乱，从而引发一系列全身反应。局部和全身相互作用，相互影响。因此在研究筋伤的病理变化时，要重视局部与全身的病理变化关系及其发展演变规律，从而为正确诊断、治疗和判断预后提供科学客观依据。

第三节　常见部位的筋伤及临床治疗

一、肩关节周围炎

肩关节周围炎，简称肩周炎，又称"五十肩""肩凝症""漏肩风""冻结肩"，是指肩关节的周围肌肉、肌腱、韧带、关节囊等软组织的无菌性炎症。肩关节疼痛和活动受限为本病的主要特征。好发于中老年人，尤以 50 岁左右的女性右肩多见。本病有自愈倾向，预后良好，但痊愈后也可再复发。

【病因病机】

肩关节周围软组织在退行性变基础上，因轻微的外力作用、积累性劳损或受风寒湿邪。老年人肝肾渐衰，气血亏虚，筋肉失于濡养，导致肩部经脉不通，气血凝滞，以致肩关节黏连，出现肩痛，活动受限形成本病。另外，肩周炎发病与甲状腺功能亢进、冠心病、颈椎病等有关，且与糖尿病在发病上有高度相关性。

【诊查要点】

多数患者呈慢性发病，隐袭进行，少数有外伤史，多见于中老年人。病症初发时轻微，以后逐渐加重，疼痛一般以肩关节的前、外侧部为重，多为酸痛、钝痛或呈刀割样痛，夜间尤甚，影响睡眠；疼痛可牵涉至同侧的颈背部、肘部或手部，症状可因肩臂运动加重；肩关节各方向运动受限，但以外展、外旋、后伸障碍为著，重者出现典型的"扛肩"现象。

　　检查肩部无明显肿胀,肩周肌肉痉挛,病程长者可见肩臂肌肉萎缩,尤以三角肌为明显;压痛部位多在肩峰下滑囊、结节间沟、喙突、大结节等处,亦常见广泛性压痛而无局限性压痛点;肩关节外展试验阳性(图5-1)。X线检查多无阳性发现,但对鉴别诊断有意义,有时可见骨质疏松、冈上肌腱钙化或大结节处有密度增高的阴影。本病属自限性疾病,病程一般为数月,但也可长达2年。

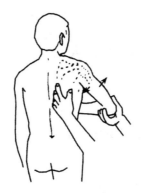

图 5-1　固定肩胛骨检查肩肱关节

【治疗】

以手法治疗为主,配合药物、针灸、理疗、封闭及练功等治疗。

1. 理筋手法

　　患者端坐位、侧卧位或仰卧位,术者主要是先运用㨰法、揉法、拿捏法作用于肩前、肩后和肩外侧,用右手的拇、食、中三指对握三角肌束,做垂直于肌纤维走行方向的拨法,再拨动痛点附近的冈上肌、胸肌以充分放松肌肉;然后术者左手扶住肩部,右手握患手,做牵拉、抖动和旋转活动;最后帮助患肢做外展、内收、前屈、后伸等动作,解除肌腱黏连,帮助功能活动恢复(图5-2)。手法治疗时,会引起不同程度的疼痛,要注意用力适度,切忌简单粗暴,以患者能忍受为度,隔日治疗1次,10次为1个疗程。

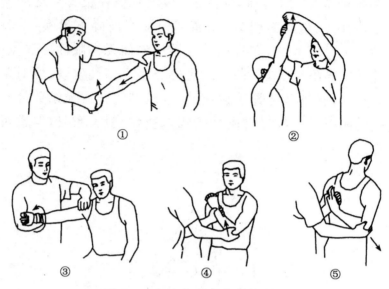

图 5-2　肩关节周围炎理筋手法

　　对长期治疗无效，肩关节广泛黏连，活动功能障碍的患者可以运用扳动手法松解肩部黏连；施法应在臂丛麻醉或全麻下进行，使肌肉放松，避免并发骨折。对于合并有肩关节半脱位或严重骨质疏松症的患者应慎用或禁用。

　　2. 药物治疗

　　风寒湿阻型治宜祛风散寒、舒筋通络，可内服独活寄生汤或三痹汤等；瘀滞型治宜活血化瘀、行气止痛，方用身痛逐瘀汤加减；气血亏虚型治宜益气养血、舒筋通络，可用当归鸡血藤汤加减。急性期疼痛、触痛敏感、肩关节活动障碍者，可选用海桐皮汤热敷熏洗或寒痛乐热熨，外贴伤湿止痛膏等。

　　3. 练功活动

　　练功疗法是治疗过程中不可缺少的重要步骤，应鼓励患者做上肢外展、上举、内旋、外旋、前屈、后伸、环转等运动，做"内外运旋""叉手托上""手拉滑车""手指爬墙""体后拉手"等动作。锻炼要酌情而行,循序渐进,持之以恒,久之可见效果。否则,操之过急,有损无益。

4. 针灸治疗

取肩髃、肩髎、臂臑、巨骨、曲池等穴,并可"以痛为腧"取穴,常用泻法,或结合灸法,每日 1 次。

5. 封闭疗法

对疼痛明显并有固定压痛点者,可选用醋酸泼尼松龙 25mg 加入 1‰利多卡因 4~6mL,行痛点封闭治疗。每周 1 次,3 次为 1 个疗程。

6. 物理疗法

可采用超短波、微波、低频电疗、磁疗、蜡疗、光疗等,以减轻疼痛、促进恢复。对老年患者,不可长期电疗,以防软组织弹性更加减低,反而有碍恢复。

【预防与调护】

肩周炎有自愈倾向,其自然转归期多在数月至 2 年左右。初始时疼痛和僵硬缓慢加重,达到某种程度后逐渐缓解。患者平时要注意肩部保暖,勿受风寒湿邪侵袭,坚持合理的运动,以增强肩关节周围肌肉和肌腱的强度。急性期应减少肩关节活动,减轻持重,必要时采取一些固定和镇痛的措施;慢性期以积极进行肩关节功能锻炼为主。

二、冈上肌腱炎

冈上肌起于肩胛骨冈上窝,其肌腱经喙突肩峰韧带和肩峰下滑囊的下面、肩关节囊的上面,止于肱骨大结节的上方(图 5-3)。本病多发于中年人。

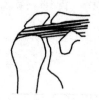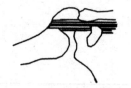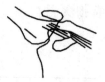

图 5-3　冈上肌腱解剖图

【病因病机】

上臂外展时,冈上肌肌腱穿过由肩峰和肱骨头构成的狭小间隙,极易受到挤压或摩擦。在劳损、退行性变基础上,因外力作用或感受风寒湿邪,致气血瘀滞,筋膜黏连,引起冈上肌肌腱炎。此外,少数患者的冈上肌腱因劳损而渐趋粗糙,甚至肌腱内有钙盐沉着,形成冈上肌腱钙化,而变得脆弱,如遭受暴力可造成肌腱断裂。

【诊查要点】

本病多数呈缓慢发病,肩外侧渐进性疼痛,用力肩外展时疼痛较明显,肱骨大结节处或肩峰下压痛。当肩关节自主外展至60°左右时,因疼痛不能继续外展及上举,出现"疼痛弧"现象。冈上肌腱钙化时,X线片可见局部有钙化影。

冈上肌腱炎应与肩峰下滑囊炎、肱二头肌长头腱鞘炎、肩周炎、肩锁关节半脱位等相鉴别。肩峰下滑囊炎主要表现为肩峰下疼痛、压痛,但当肩外展至90°时,原肩峰下压痛处压痛不明显或消失;肱二头肌长头腱鞘炎疼痛、压痛以肱骨结节间沟为主,肱二头肌抗阻力屈肘时疼痛加重;肩周炎为肩关节主、被动活动均受限,无"疼痛弧"现象;肩锁关节半脱位为肩锁关节处疼痛明显,肩外展大于90°时出现疼痛,继续上举时疼痛加重,最明显的疼痛范围是肩外展120°~180°之间,X线摄片检查可见异常征象。

【治疗】

1. 手法治疗

患者正坐位,术者先拿捏冈上部、肩部、上臂部,自上而下,以疏通经络。然后用拇指在冈上肌部位做局部弹拨、按揉、分筋,以舒筋活络。最后一手按肩部,一手握腕部,相对用力拔伸肩关节,握腕之手做摇肩法。再以双手扣住患手大、小鱼际部,在向下牵引的同时做上肢的牵抖法,以滑利关节。

2. 药物治疗

(1)内治　急性期内服舒筋活血汤加减,慢性期内服宽筋散。局部疼痛畏寒者可内服大活络丸或小活络丸,兼有血虚者可内服八珍汤。

(2)外治　急性期外敷定痛膏,慢性期可用海桐皮汤熏洗或熨风散热熨患处。

3. 功能锻炼

肿痛缓解后行肩关节功能锻炼。

4. 其他疗法

(1)针灸治疗　可取阿是穴、天宗穴、曲池穴等。结合艾灸。药物局部注射局部痛点,常用药物为曲安奈德加利多卡因。

(2)小针刀疗法　直接松解剥离,改善局部症状。

【预防与调护】

中老年人,尤其是平时缺乏锻炼者,在肩部活动时要避免突然、强力的动作,特别是在大角度的外展、后伸、上举等动作时更要注意,以防止本病的发生。发病后肩部疼痛明显时,应避免上肢外展、外旋等用力动作,肩部注意避风寒;中后期肩痛缓解后,逐步开始功能锻炼。

三、肱骨外上髁炎

肱骨外上髁炎,又称"肱骨外上髁综合征""前臂伸肌总腱炎""网球肘",是由于各种急慢性损伤造成肱骨外上髁周围软组织的无菌性炎症,以肘外侧酸痛、压痛局限为本病的主要临床特征。常见于青壮年,男女比例为 3:1,以右侧多见。

【病因病机】

多因慢性劳损致肱骨外上髁处形成急、慢性炎症所引起。肱骨外上髁是前臂腕伸肌的起点,由于肘、腕关节的频繁活动,长期劳累,使腕伸肌的起点反复受到牵拉刺激,引起部分撕裂和慢性炎症,出现局部滑膜增厚和滑囊炎等病理改变。亦有学者认为本病的病理机制是伸肌总腱处穿出的神经、血管受压所致。多见于从事前臂及腕部活动强度较大的劳作,如砖瓦工、木工、网球运动员及家庭妇女等。

【诊查要点】

本病起病缓慢。肘关节外侧酸痛、无力、疼痛逐渐加重。轻者不敢拧毛巾,重者提物时出现突然失力现象,晨起时肘关节僵硬。部分患者疼痛可牵连上臂、前臂及腕部。局部无肿胀,但压痛点明显且局限,压痛多位于肱骨外上髁部、肱桡关节部位或桡骨小头部位,且向桡侧伸肌总腱方向扩散。病程长者,可见肌萎缩。肘部活动一般不受限,但做抗阻力腕关节背伸和前臂旋后时局部疼痛。将患者患侧肘关节稍屈曲,手握掌腕关节加力掌屈,做前臂旋前、伸直肘的活动可引起肱骨外上髁处疼痛,即密耳斯征阳性。

X 线检查一般无异常发现,病程长者可见肱骨外上髁处骨膜外有少量钙化阴影。

【治疗】

以手法治疗为主,配合药物、针灸、针刀疗法、封闭、理疗等治疗。

1. 理筋手法

用弹拨、分筋、屈伸、顶推等手法治疗,以达到缓解痉挛、活络止痛之目的。患者正坐,术者先用拇指在肱骨外上髁及前臂桡侧痛点处做弹拨、分筋;然后术者一手由背侧握住腕部,另一手掌心顶托肘后部,拇指按压在肱桡关节处,握腕部之手使桡腕关节掌屈,并使肘关节做屈、伸的交替动作,同时另一手于肘关节由屈曲变伸直时在肘后部向前顶推,使肘关节过伸,肱桡关节间隙加大,如有黏连时,可撕开桡侧腕伸肌之黏连(图 5-4)。

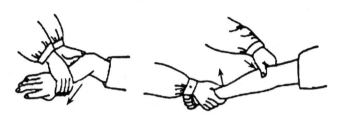

图 5-4　肱骨外上髁炎理筋手法

2. 药物治疗

治宜养血荣筋、舒筋活络,内服活血汤、舒筋汤等,外敷定痛膏或用海桐皮汤熏洗热敷患处。

3. 针灸治疗

以痛点及周围取穴,隔日 1 次。或用梅花针叩打患处,再加拔火罐,3～4d 1 次。亦可结合温针、电针治疗。

4. 封闭疗法

可用1%利多卡因 2mL 加醋酸泼尼松龙 12.5mg 做痛点封闭治疗。

5. 针刀疗法

局部麻醉后从压痛点进针,将针刀刀口线与伸肌的纤维走向平行,垂直刺入,直达肱桡关节滑囊和骨面,纵行疏通剥离数刀;若有瘢痕结节,行瘢痕刮除刀法;术后压迫针孔片刻,无菌纱布包扎后,伸屈活动患肘数次。

6. 物理疗法

可采用超短波、磁疗、蜡疗、光疗、离子透入疗法等,以减轻疼痛,促进炎症吸收。

【预防与调护】

注意休息与保暖,治疗期间前臂避免做旋前运动。

四、腱鞘囊肿

腱鞘囊肿,是发生于关节或腱鞘附近的囊性肿物,内含有无色透明或微呈白色或淡黄色的胶冻样黏液。中医称为"筋结""筋聚""筋瘤""腕筋结"等。腱鞘囊肿好发于腕背及足背等处。多为单发,好发于中青年,女性多于男性。

【病因病机】

本病多因劳损或外伤所致。急、慢性损伤后,使腱鞘内滑液增多而发生囊性渗出,日久产生结缔组织的黏液性变。

【诊查要点】

囊肿逐渐发生,生长缓慢,一般无明显不适。少数患者在做关节活动时有酸胀感或局部疼痛,可向囊肿周围放散。局部可见圆形或椭圆形肿物,肤色正常,肿物光滑,边界清楚,触之有囊性感,囊肿较大者可有波动感,小者有硬韧感。局部压痛不明显。穿刺物为胶冻样黏液。X线检查无异常。

【治疗】

以手法治疗为主,配合针灸、药物,必要时可行手术治疗。

1. 手法治疗

对于发病时间短,囊壁较薄,囊性感明显者,可用按压法压破囊肿。将腕关节掌屈,使囊肿固定和高凸,术者用双手拇指压住囊肿,并加大压力挤压囊肿,使之囊壁破裂。捏破后局部按摩,以便囊内液体充分流出,散于皮下,逐渐减少或消失(图5-5)。

2. 药物治疗

对囊壁已破,囊肿变小,局部仍较肥厚者,可搽擦茴香酒或展筋丹,亦可贴万应膏。

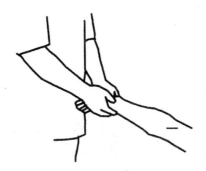

图 5-5　腱鞘囊肿按压法

3. 功能锻炼

手法治疗后 24h,疼痛减轻即可做伸、屈腕及各指、旋转前臂等锻炼。

4. 其他疗法

(1)针灸治疗　用三棱针刺入囊肿,起针后在囊肿四周加以手法挤压,使囊肿内容物散入皮下,然后外用消毒敷料加压包扎 1 周。

(2)药物局部注射　先用针管尽量抽出囊内黏液,然后注入可的松类药物,术后加压包扎。

(3)小针刀疗法　在囊肿最高处刺入小针刀,刺破并切开囊壁,术后加压包扎。

(4)手术疗法　囊壁较厚硬者可行囊肿摘除术。

【预防与调护】

囊肿破后,在患部放置半弧形压片(如纽扣等),适当加压保持 1～2 周,以使囊壁间紧密接触,形成黏连,避免复发。

五、桡骨茎突狭窄性腱鞘炎

桡骨茎突狭窄性腱鞘炎,是拇长展肌及拇短伸肌的肌腱在桡骨茎突腱鞘内长时间地反复摩擦或劳损后,出现以腕部桡侧疼痛、持物时乏力、疼痛加重为主要临床特征的疾病。桡骨茎突腱鞘为拇长展肌腱及拇短伸肌腱的共同腱鞘（图 5-6），两肌腱在过桡骨茎突时，形成一尖锐角度，并且拇长展肌腱在此常有分裂的肌腱束，导致鞘管狭窄。好发于腕部活动多者，女性多于男性。

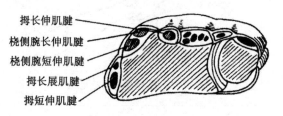

拇长伸肌腱
桡侧腕长伸肌腱
桡侧腕短伸肌腱
拇长展肌腱
拇短伸肌腱

图 5-6　桡骨茎突处肌腱解剖示意图

【病因病机】

本病多因劳损所致。过度的活动腕关节，使拇长展肌及拇短伸肌的肌腱在一共同的腱鞘中长期摩擦而发生慢性炎症病变。造成纤维鞘管充血、水肿、渗出、鞘壁增厚、管腔变窄、肌腱变粗，肌腱与腱鞘之间黏连，使肌腱在腱鞘内滑动困难而产生相应的症状。

【诊查要点】

本病多数缓慢发病，腕部桡侧疼痛，持物无力，劳累后加重，休息后减轻。部分患者疼痛可向手或前臂传导，拇指软弱无力，功能受限。桡骨茎突部可触及一结节状轻微隆起，局部压痛明显。握拳尺偏试验阳性（图 5-7）。

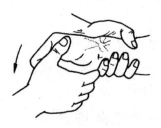

图 5-7　握拳尺偏试验

X 线摄片一般无异常发现,少数可见桡骨茎突处有轻度脱钙或钙盐沉着现象。

【治疗】

1.手法治疗

在前臂伸肌群桡侧施㨰法,重点在腕部痛点周围,反复数遍;点按阳溪、列缺、合谷和手三里等穴;揉按桡骨茎突部及其上下方;牵引患腕,并使其掌屈、背伸,同时缓缓旋转,每日或隔日1次。

2.药物治疗

(1)内治 调养气血,舒筋活络,用桂枝汤加当归、何首乌、威灵仙、姜黄、桑枝等。

(2)外治 海桐皮汤熏洗。

3.功能锻炼

急性炎症消除后做拇指与腕关节及手指的活动锻炼,但应在不引起桡骨茎突部疼痛的情况下逐渐进行。

4.其他疗法

(1)针灸治疗 取阳溪为主穴,配合列缺、合谷、外关、手三里、曲池等穴位,针刺配合艾灸。

(2)药物局部注射 用曲安奈德加利多卡因于鞘管内注射,每周1次,3次为1个疗程。

(3)小针刀疗法 针刀顺着肌腱走向刺入,达骨面后,纵向切开腱鞘,疏通剥离。应注意避开桡动、静脉及桡神经浅支。

(4)手术疗法 非手术治疗无效者,可行腱鞘松解术。

【预防与调护】

急性期应制动,常做拇指外展、背伸活动,防止肌腱与腱鞘黏连。

六、颈椎病

颈椎病是指颈椎骨质增生、颈项韧带钙化、颈椎间盘退变等引起颈部软组织和椎体动、静力平衡失调,刺激或压迫颈部神经、脊髓、血管而产生的相应临床症状和体征的综合征,又称"颈椎综合征""颈肩综合征""颈椎退行性关节炎"等。颈椎病常在中年以后发病,男性略高于女性。临床常分为 6 型:颈型(局限型)、神经根型、椎动脉型、交感神经型、脊髓型和混合型,其中以神经根型最常见。

【病因病机】

颈椎病多因慢性劳损或急性外伤引起。由于颈项部日常活动频繁,活动度较大,易受外伤,因而中年以后颈部常易发生劳损。如从事长期低头伏案工作的会计、誊写、缝纫、刺绣等职业者;或长期使用电脑者;或颈部受过外伤者;或由于年高肝。肾不足,筋骨懈惰,引起椎间盘萎缩变性,弹力减小,向四周膨出,椎间隙变窄,继而出现椎体前后缘与钩椎关节的增生,小关节关系改变,椎体半脱位,椎间孔变窄,黄韧带肥厚、变性及项韧带钙化等一系列改变。椎体增生的骨赘可引起周围膨出的椎间盘、后纵韧带、关节囊的反应充血、肿胀、纤维化、钙化等,共同形成混合性突出物。当此类劳损性改变影响到颈部神经根、颈部脊髓或颈部主要血管时,即可发生一系列相应的症状和体征。颈椎病常见的基本类型有神经根型、脊髓型、椎动脉型和交感神经型,若同时合并两种或两种以上类型者为混合型。

1. 神经根型

颈肩部疼痛,常向一侧或两侧上肢放射。多数无明显外伤史,大多患者逐渐感到颈部单侧局限性痛,颈根部呈电击样向肩、上臂、前臂乃至手指放射,且有麻木感,或以疼痛为主,或以麻木为主。疼痛呈酸痛、灼痛或电击样痛,严重者可影响工作和睡眠,颈部后伸、咳嗽、喷嚏,甚至用力大便增加腹压时疼痛加重。上肢沉重,酸软无力,持物易坠落。此型患者麻木和疼痛的部位相同,多出现在手指和前臂,颈部常无疼痛感觉。

颈部活动受限、僵硬,颈椎横突尖前侧有放射性压痛,患侧肩胛骨内上部也常有压痛点,部分患者可摸到条索状硬结,受压神经根皮肤节段分布区感觉减退,腱反射异常,肌力减弱。臂丛神经牵拉试验阳性,颈椎间孔挤压试验阳性。

X线片可显示椎体增生,钩椎关节增生,椎间隙变窄,颈椎生理曲度减小、消失或反角,项韧带钙化和椎间孔变小等改变。CT检查可显示颈椎椎管和神经根管狭窄及脊神经受压情况(图5-8)。

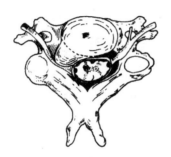

图 5-8 颈神经根受压

2. 脊髓型

主要症状为以慢性进行性四肢瘫痪为特征。缓慢进行性一侧或两侧下肢麻木、发冷、疼痛,行走困难,不能跨越障碍物。休息时症状缓解,紧张、劳累时加重,时缓时剧,逐步加重。晚期下肢或四肢瘫痪,二便失禁或尿潴留。

颈部活动受限不明显,上肢活动欠灵活,受压脊髓节段以下感觉障碍,肌张力增高,反射亢进,锥体束征阳性。

X线片显示颈椎生理曲度改变,病变椎间隙狭窄,椎体后缘唇样骨赘,椎间孔变小。CT检查可见颈椎间盘变性、颈椎增生、椎管前后径缩小、脊髓受压等改变。

3. 椎动脉型

主要症状是颈性眩晕。常因头部活动到某一位置时诱发或加重,头颈旋转时引起眩晕发作是此型颈椎病的最大特点,即体位性眩晕,严重者可发生猝倒,但一般不伴有意识障碍,且猝倒后因颈部位置改变多能立即清醒,可伴有恶心、呕吐、耳鸣、耳聋、视物模糊等。

椎动脉血流检测及椎动脉造影可辨别椎动脉是否正常,有无压迫、迂曲、变细或阻滞(图 5-9)。X 线检查可显示钩椎关节有骨赘形成,并向侧方突出。

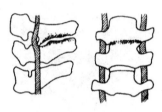

图 5-9　椎动脉受压

4. 交感神经型

以交感神经兴奋症状为主。如头痛或偏头痛,有时伴有恶心、呕吐,颈肩部酸困疼痛,上肢发凉发绀,眼部视物模糊,眼窝胀痛,眼睑无力,瞳孔扩大或缩小,常有耳鸣、听力减退或消失。心前区持续性压迫痛,心律不齐,心跳过速。头颈部转动时症状可明显加重,压迫不稳定椎体的棘突可诱发或加重交感神经症状。

颈椎屈、伸位 X 线检查可证实有颈椎节段不稳,以颈椎 3～4 椎间不稳最常见。

5. 混合型

凡同时存在两型或两型以上症状者,即可诊断为混合型颈椎病。

【诊查要点】

1. 胸廓出口综合征

有上臂麻木不适并向手部放射，检查锁骨上窝有压痛。头后仰试验和上肢过度外展试验阳性，桡动脉搏动减弱。

2. 脊髓肿瘤

早期多表现为根性痛及逐渐出现的脊髓受压症状。具有部位固定、疼痛剧烈、持续存在、因咳嗽用力加重等特点。同时或稍后，伴有脊髓长传导束的刺激或受压征。常规神经系统检查和相应影像学检查可鉴别。

3. 脊髓空洞症

发病缓慢。常见于20～30岁成人的下颈段和上胸段。一侧或双侧的多数节段感觉有分离现象及下运动神经元瘫痪。若空洞向下延伸，侵及侧角细胞则常伴有颈交感神经麻痹综合征（Homer's syndrome）及上肢皮肤营养障碍。早期无椎管梗阻现象，晚期可引椎管梗阻。MRI检查可明确诊断并与髓内肿瘤相鉴别。

4. 梅尼埃病

是以膜迷路积水的一种内耳疾病，前庭功能减退，神经系统无异常。以突发性眩晕、耳鸣、耳聋或眼球震颤为主要临床表现，眩晕有明显的发作期和间歇期，多与情绪变化有关。

5. 神经官能症

又称神经症，是以精神因素、个性特点为基础，而不存在器质性病变的一类轻型精神障碍。包括神经衰弱、癔症、焦虑症、恐惧症、抑郁症、强迫症，以及各种内脏性神经症。神经官能症尽管表现各异，但一般都具有如下4个特点：①往往有情绪障碍，症状的轻重与精神因素、心理因素密切相关。②患者如果分散注意力或从事体力劳动、体育锻炼、文娱活动，则可使症状减轻。③患者求医心切，对自身躯体的微小变化非常敏感。④经检查未见明显异常。

【治疗】

1. 手法治疗

患者取正坐位，医生用揉、捏、搓、拿、点、弹筋、拨筋在颈部、肩部操作，以松解肌肉痉挛。使用端提运摇、端提摇晃使其复位。最后，按揉肌肉，拿肩井，搓理抖上肢等结束治疗。脊髓型颈椎病，尤其是有动脉硬化、高血压病的患者禁用整复手法。

2. 颌枕带牵引法

又称颈椎牵引（图 5-10）。可缓解肌肉痉挛，扩大椎间隙，主要对神经根型疗效较好。对椎动脉型或交感神经型宜采用轻重量牵引。牵引体位可取坐位或卧位。有间断性牵引和持续性牵引，牵引重量为 2～6kg，隔日 1 次，每次 30min，2～4 周为 1 个疗程。

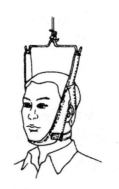

图 5-10 颌枕带牵引

3. 药物治疗

（1）内治 根据颈椎病临床特点将其分为痹痛证、痿软证、眩晕证和瘀滞证等进行辨证用药。痹痛证（神经根型）属风寒者治宜祛风散寒通络，方用桂枝附子汤加减；属虚寒者治宜温阳益气通络,方用黄芪桂枝五物汤加减;属风湿者治宜祛风除湿,方用羌活胜湿汤。痿软证治宜益气活血、疏通经络,方用补阳还五汤加减。眩晕证属气虚下陷者,治宜补中益气,方用补中益气汤加减;属气血两虚者,治宜益气养血、舒筋通络,方用归脾汤;属痰瘀交阻者,治宜祛湿化痰、散瘀通络,方用温胆汤加减;属肝肾阴虚者,治宜滋水涵木、调和气血,方用六味地黄丸或芍药甘草汤加减;属肝阳上亢者,治宜平肝潜阳通络,方用天麻钩藤饮加减。瘀滞证治宜活血止痛、舒筋通络,方用活血止痛汤加减。

(2)外用药　以活血止痛、舒筋活络为主,可选用伤湿止痛膏、奇正消痛贴、麝香壮骨膏、云南白药膏等。

4. 功能锻炼

做颈项前屈后伸、左右侧屈、左右旋转及前伸后缩等活动锻炼。此外,还可以做体操、太极拳、健美操等运动锻炼。

5. 其他疗法

(1)针刺疗法　可取阿是穴、大椎、百劳、绝骨、后溪、大杼、魄户、天柱、天井、合谷、风府、风池、夹脊、曲池、手三里等穴。一般留针 10~20min,每日 1 次,10 次为 1 个疗程。

(2)封闭疗法　根据辨证取穴和阳性反应点注射。常用穴位有颈椎夹脊穴、风池、曲池、合谷等,常用的药物有丹参注射液、当归注射液、醋酸泼尼松、普鲁卡因等。

(3)物理疗法　有直流电低频脉冲、中药离子导入、醋疗等,可缓解肌肉痉挛、消除神经根炎性水肿、改善局部血液循环等。

(4)手术疗法　颈椎病手术原则是减压和稳定颈部,故应严格选择适应证。

【预防与调护】

要避免长时间低头工作,纠正工作与生活中的不正确姿势,选择合适的枕头,避免在寒冷潮湿环境中工作和生活,戒烟,避免咽喉部的反复感染,避免过度负重和人体震动进而减少对椎间盘的冲击。急性发作期应注意休息,以静为主,以动为辅,慢性期以动为主。

七、慢性腰肌劳损

慢性腰肌劳损是指积累性外力等原因导致腰部肌肉、韧带、筋膜等软组织的无菌性炎症,而引起腰痛为主要症状的慢性伤病。本病多见于中老年人,近年来发现青壮年发病也占相当比例,常与职业或工作环境有密切关系,是引起腰痛的最常见损伤疾患之一。

【病因病机】

引起慢性腰肌劳损的病因较多,而主要原因是劳逸过度的积累性损伤,其次是急性外伤迁延、风寒湿邪侵袭和先天性畸形等。

常见原因有长期从事腰部持力或弯腰活动工作,或长期腰部姿势不良等,都可引起腰背肌肉筋膜劳损,或筋膜松弛,或有慢性的撕裂伤,致腰痛难愈。

腰部急性扭挫伤后,未能获得及时有效治疗,或治疗不彻底,或反复轻微损伤,因损伤的肌肉筋膜发生黏连、迁延而成慢性腰痛。

平素体虚,肾气虚弱,外感风寒湿邪,留滞肌肉筋脉,以致气血运行障碍,肌筋拘挛引起慢性腰痛。

腰骶部有先天性畸形和解剖缺陷者,如腰椎骶化、骶椎腰化、骶椎隐裂、游离棘突、椎弓根崩裂、腰椎滑脱、腰椎后突畸形等,均可引起腰背肌力平衡失调,造成腰部肌肉筋膜劳损。

【诊查要点】

多有腰部急性损伤迁延或腰部慢性劳损史。腰部隐痛反复发作,劳累后加重,休息后缓解。弯腰困难,若勉强弯腰则疼痛加剧,适当活动或经常变换体位后腰痛可减轻。腰部喜暖怕凉,腰痛常与天气变化有关。常喜两手捶腰,以减轻疼痛。检查脊柱外形一般无异常,有时可见腰椎生理性前曲变浅,严重者腰部功能可略受限。单纯性腰肌劳损的压痛点,常化于棘突两旁的竖脊肌处、髂嵴后部或骶骨后面的竖脊肌附着点处。若有棘上或棘间韧带劳损,压痛点则位于棘突上或棘突间。直腿抬高试验阴性,神经系统检查无异常。

X线摄片检查多无异常改变,部分患者可有脊柱腰段的轻度侧弯,或有腰椎骶椎先天性畸形,或伴有骨质增生。

【治疗】

以手法治疗为主,配合药物、练功等方法治疗。

1. 理筋手法

手法治疗的目的在于舒筋活血、理顺肌筋、松解黏连、加速炎症消退、缓解肌肉痉挛。手法操作主要有循经揉推法、腰背按揉法、局部弹拨法、散手拍打法、卧位斜扳法等。手法应轻快、柔和、灵活、稳妥,忌用强劲暴力,以免加重损伤。

2. 药物治疗

气滞血瘀者治宜行气活血、舒筋祛瘀,方用活血舒筋汤加减;湿热蕴结者治宜清热利湿、舒筋通络,方用四妙散加减;风寒湿痹者治宜祛风除湿、温通经络,方用羌活胜湿汤或独活寄生汤加减;肝肾亏虚者治宜补益肝肾、强壮筋骨,方用金匮肾气丸、左归丸、大补阴丸加减。局部可外贴伤湿止痛膏、狗皮膏等,或外擦正红花油、正骨水等。

3. 固定方法

一般无需固定,疼痛较重者可用腰围固定保护,但时间不宜过长。

4. 练功活动

积极进行腰部练功活动是治疗慢性腰肌劳损行之有效的方法,其可增强腰背肌的肌力,调节脊柱的内外平衡。可选用仰卧位的五点支撑法、三点支撑法或俯卧位的飞燕点水法进行锻炼。练功活动要循序渐进、持之以恒。

5. 针灸治疗

取肾俞、命门、腰阳关、委中、三阴交等穴位针刺,痛点可配用拔火罐疗法,以温通经脉,消除炎症。

6. 针刀疗法

可用小针刀对压痛点可触及的条索状结节组织黏连部分进行局部剥离、松解,以达到疏通经络、松解黏连的目的。

7. 物理疗法

可采用超短波、磁疗、频谱仪、中药离子导入等配合治疗,以减轻疼痛。

【预防与调护】

平时应注意腰部的正确姿势,经常变换体位。加强腰背肌功能锻炼,适当参加户外活动或体育锻炼,增强体质及腰背肌力量。注意腰部保暖,避免风寒湿邪侵袭。急性扭伤者应及时治疗,预防迁延成为慢性劳损。

八、膝关节侧副韧带损伤

膝关节的内侧及外侧各有坚强的韧带附着,是维持膝关节稳定的重要结构之一。膝内侧副韧带起于收肌结节和股骨内侧髁内面,止于胫骨内侧髁内面,主要作用是防止膝外翻,限制膝关节外旋的作用。膝外侧副韧带起于股骨外侧髁外面,止于腓骨头,为束状纤维束,主要作用是防止膝内翻。膝伸直位时,侧副韧带较紧张,膝关节稳定而无侧向及旋转活动。膝半屈位时,侧副韧带松弛,关节不稳,有轻度的侧向活动,易受损伤。

【病因病机】

膝轻度屈曲时,膝或腿部外侧受到暴力打击或重物压迫,迫使膝关节过度的外翻、外旋时,可使膝内侧间隙拉宽,膝内侧副韧带发生拉伤、撕裂或断裂等损伤。反之,膝内侧受到暴力打击或重物压迫,迫使膝关节过度的内翻时,可使膝外侧间隙拉宽,膝外侧副韧带发生拉伤、撕裂或断裂等损伤,但较少见。如暴力强大,侧副韧带完全断裂的同时易合并半月板和交叉韧带的损伤,称之为膝关节损伤三联征。严重损伤,还可伴有关节囊的撕裂、腓骨头撕脱骨折及腘绳肌、腓总神经损伤。

【诊查要点】

本病多有明显的外伤史,膝关节肿胀、疼痛,皮下瘀斑,局部压痛明显,膝关节伸屈功能障碍。膝内侧副韧带损伤时,膝关节呈半屈曲位,主动、被动活动均不能伸直或屈曲。内侧副韧带损伤,压痛点在股骨内上髁;外侧副韧带损伤,压痛点在腓骨头或股骨外上髁。若合并半月板或交叉韧带损伤者,可有关节内血肿。

膝关节侧向试验有重要临床意义。膝内侧副韧带部分撕裂时,在膝伸直位小腿做膝内侧分离试验时,膝关节无明显的外翻活动,但膝内侧疼痛加剧;完全断裂者,可有异常的外翻活动。反之,膝外侧副韧带部分撕裂时,在膝伸直位小腿做膝外侧分离试验时,膝关节无明显的内翻活动,但膝外侧疼痛加剧;完全断裂者,可有异常的内翻活动。

X线检查:在膝内、外翻应力下摄片,可发现膝侧副韧带损伤处关节间隙增宽,有助于诊断,并注意有无骨折。

MRI检查:是目前韧带损伤类疾病最为可靠的影像学检查手段之一,韧带损伤部位显示信号异常。

【治疗】

本病以理筋手法治疗为主,辅以药物、理疗、固定和练功等治疗,完全断裂者手术修补或重建。

1. 手法治疗

膝侧副韧带部分撕裂者,初诊时先在膝关节侧方痛点部位及其上下施以指揉法、摩法、擦法,再沿侧副韧带走行方向施以顺筋手法,最后扶膝握踝,予以伸屈一次膝关节,以恢复轻微之错位,并可以舒顺卷曲的筋膜。这种手法不宜多做,否则有可能加重损伤。后期可做局部按摩,运用手法可以解除黏连,恢复关节功能。

2. 药物治疗

初期宜活血消肿、祛瘀止痛为主,内服桃红四物汤加减,外敷消瘀止痛膏。后期治以温经活血、壮筋活络为主,内服小活络丹,外用四肢损伤洗方或海桐皮汤熏洗。

3. 功能锻炼

膝侧副韧带有部分断裂者,可用弹力绷带包扎休息,或用石膏托或超膝关节夹板固定于膝关节功能位 3～4 周,固定期间可做股四头肌舒缩锻炼。

4. 其他疗法

(1)针灸疗法　取足三里、阳陵泉、阿是穴,用泻法,每日 1 次,10 次为 1 个疗程。

(2)药物局部注射　常用普鲁卡因或利多卡因加泼尼松龙行局部注射,5～7d 1 次,3 次为 1 个疗程。亦可选用其他药物,如当归注射液、红花注射液痛点注射。

(3)固定　侧副韧带断裂者,要尽量将膝关节内血肿抽吸干净,用石膏夹板或弹力绷带将膝关节固定于屈曲 20°～30°功能位,4～5 周后解除固定。

(4)手术治疗　行膝关节侧副韧带修补术。

【预防与调护】

避免下肢过度或持久的外展,患膝关节应限制内、外翻动作。

第六章　骨病

　　骨病学研究的对象是人体骨骼、关节、筋肉等运动系统疾病。用中医及现代医学知识叙述其病因病机、诊查要点、治疗、预防与调护。诊断骨病需详细询问病史、了解症状、检查病人，以发现有关阳性体征，同时通过影像学检查、实验室检查、病理检查等资料综合分析，加以诊断。中医骨伤科对骨病的治疗，重视提高整体抗病能力，以达到扶正祛邪之功；其气血学说，通过双补气血、行气活血、活血化瘀等法，在骨病治疗上很有实际意义；其脏腑学说，包括肝主筋、肾主骨、脾主肌肉、健脾化湿等理论，在指导临床实践中起到重要作用。

第一节　骨风湿类疾病

一、风湿性关节炎

　　风湿性关节炎是风湿热的一种临床表现。风湿性关节炎是一种自身免疫性反应性关节病，临床及流行病学和免疫学已有证实。目前，本病发病率整体呈下降趋势。

【病因病机】

　　中医古籍中无"风湿性关节炎"病名的记载，目前比较公认是属于"痹证"范畴。根据"痹证"的致病特点，不同医家赋予其不同的病名，如《金匮要略》提出"历节"的病名，"病历节不可屈伸疼痛,乌头汤主之";巢元方在《诸病源候论》中称"骨痹"为"历节风";王焘《外台秘要》论述"骨痹"的症状,"痛如虎咬,昼轻夜重",并命名为"白虎病"。根据其致病邪气的偏盛,可以分为"行痹""痛痹""着痹"及"热痹"。《素问·痹论》曰:"风寒湿三气杂至,合而为痹也。其风气胜者为行痹,寒气胜者为痛痹,湿气胜者为着痹。"《素问·四时刺逆从论》载:"厥阴有余病阴痹,不足病生热痹。"首次提出"热邪"可与"风邪""湿邪"夹杂滞留于关节筋骨,壅遏经气,痹阻血脉,发为风湿热痹。《华氏中藏经·论痹》论述了暑热致痹,最早提出"热痹",谓痹证大抵"有风痹、寒痹、湿痹、热痹、气痹"。《症因脉治·痹症论》对"热痹"的病因、症状做了详细的论述:"热痹之因,阴血不足,阳气偏旺,偶因热极见寒,风寒外束。《内经》云:炅气相薄,则脉满而痛。此热痹之所由生也。"治疗上提出:"热在经络者,四味舒筋汤;热已深入者,潜行散。气分热者,苍柏二妙丸;热在血分者,虎潜丸。"痹证致病的预后方面也有记载:"其入脏者死,其留连筋骨者痛久,其留连皮肤者易已。"综合古籍对"热痹"的论述及其易"内合于心",与西医学"风湿性关节炎"症状类似。

中医认为本病多系劳逸失当,精气亏损,卫外不固,或过食腥热肥腻,湿热痰浊内生,或久病体虚,或外伤致经脉痹阻,复感风湿热邪,客于肌腠、经络,内侵于筋骨、关节、内脏,正虚邪恋,致使经气凝滞,脉络痹阻而发病。

患者正气虚弱,营卫失和,卫外不固,风、湿、热等邪气乘虚而入,滞留于筋骨、关节、内脏,痹阻气血,不通则痛,从而发生肢体酸楚疼痛,或肢体活动受限。此外,内生痰浊、瘀血或水湿是"热痹"发病的重要病理因素,痰浊、瘀血痹阻经络,则关节屈伸不利;深入骨骸,郁久化热,则致关节红肿、疼痛、畸形及僵硬。总之,正气不足和风湿热邪乘虚侵袭是"热痹"的致病因素,经脉痹阻,气血不通是"热痹"致病的病机所在。

【临床表现】

风湿性关节炎主要累及膝、踝、肘、肩、指(趾)等关节部位,呈对称性分布,表现为游走性致病特点,通常一个关节出现红肿热痛及活动受限等症状,持续 1～2 日,最长也有持续 1～2 周,然后侵犯另一关节。

【鉴别诊断】

风湿热尚无特异性的诊断方法,临床上采用修订 Jones 诊断标准,主要依靠临床表现,辅以实验室检查。如具有两项主要表现,或一项主要表现加两项次要表现,并有先前链球菌感染的证据,可诊断为风湿热。

(1)是否为风湿热　在风湿热的诊断指标中任何两个主要表现,或一个主要表现加两个次要表现,并有近期链球菌感染依据者,均需排除与风湿热类似的其他疾病后方能诊断为风湿热。

(2)是否伴有心脏炎　这对于估计预后,选择治疗方法具有重要意义。

(3)风湿活动性判断　凡具有发热、乏力、苍白、脉搏增快等风湿的临床表现;血沉增快,CRP、黏蛋白增高以及进行性贫血;心电图检查显示 P-R 间期持续延长等均提示风湿活动。

(4)常见误诊　关节痛误诊为关节炎;P-R 间期延长或情绪激动的心率快误诊为心脏炎;生理性杂音误诊为病理性。许多其他疾病亦符合诊断规则,如类风湿、细菌性心内膜炎、红斑狼疮等,故应强调病前有链球菌感染。

【治疗】

(1)内治法　从整体上动态地观察病程各个阶段的不同病情,辨证与辨病结合,不可因症状好转终止治疗,恢复期时应继续治疗 3 个月。

(2)外治法　①生地、金银花、紫花地丁各 15g,丹皮、赤芍、黄柏、丝瓜络各 9g,木通 6g,煎汤,浸泡外洗,每日 2～3 次。用于关节红肿疼痛。②四黄水蜜调敷:大黄、黄连、黄芩、黄柏等分研末,加温开水及蜜糖调成糊状,外敷患处,每日 1 次。适用于关节红肿热痛者。

(3)其他疗法　①体针治疗:适用于关节痛;②灸法:采用温

和灸法,可用于寒湿型关节疼痛;③推拿:适用于发热、肢体与关节疼痛。

【防护与调护】

(1)初次发作的预防(一级预防) 防治上呼吸道感染。如急性扁桃体炎、咽炎、中耳炎、淋巴结炎、猩红热等。

(2)复发的预防(二级预防) 风湿热患者,再次发生链球菌感染,风湿热复发的危险性很大,初发年龄越小,复发机会越多。第一次发病后5年之内,复发机会较多。预防药物首选长效青霉素、苄星青霉素。

(3)风湿性关节炎预后较好 一般发病后可自愈并不遗留后遗症,但对于心脏炎诸如瓣膜的病变却是不可逆的。

二、类风湿性关节炎

类风湿性关节炎(RA)是一种自身免疫障碍,该病多发生于女性,男、女比例约为1∶2.5,其中25～50岁年龄组发病率最高。本病早期主要表现为剧烈疼痛,中医学将其归属于"痹证"范畴。

【病因病机】

中医学认为本病是内外因共同作用的结果。脾肾不足,元阳营气虚损,是本病发病的内因;外感寒湿,邪滞骨节,是本病的外因。患者先天禀赋不足或调摄不慎,嗜欲无节,致气血肝肾亏损,肝主筋,肾主骨,肝肾既虚,则无以充养筋骨,至虚之处,即容邪之所,风寒湿邪乘虚而入,内外合邪而成此病。病邪可由浅入深,由经络及脏腑,重则导致脏腑病症出现。

西医学认为病因尚不明确,可能与感染,过敏,家族遗传,内分泌失调,或免疫因素等有关。本病的病理变化主要分为关节和关节外病变,在关节主要表现为早期的滑膜炎,继而引起关节软骨面的改变及软骨下骨质的破坏,直至关节脱位和畸形;在关节外主要为皮下结节、血管炎及眼、心脏、肺脏等病变。

【临床表现】

常见的全身主要症状有发热、倦怠、无力、全身肌肉酸痛、食欲减退、消瘦、贫血等。主要的局部症状有关节晨僵、疼痛、肿胀、功能障碍、关节畸形等,受累关节出现红、肿、热、痛等炎症表现,关节活动受限,呈对称性,以累及双侧的掌指和近侧指间关节常见,还可累及腕、踝、肘、跖趾、趾间关节等;常继发或原发累及手足的腱鞘和肌腱,出现腱鞘炎及肌肉和皮肤萎缩;局部淋巴结肿大;交感神经紊乱,如手掌红斑,或手掌、足多汗。

【诊查要点】

本病常因受凉、受潮、劳损、受风、产后、外伤等诱发。临床上受累关节以腕、指、膝、趾等关节最常见,在手指关节中以掌指关节和近侧指间关节最常见,其次为踝、肘、肩等关节。

1. 实验室检查

患者常伴有轻度贫血,活动期血小板增高,白细胞计数正常或降低,但淋巴细胞计数增加。血沉在活动期可增高,为判断炎症活动,病性缓解的指标;血清白蛋白减少,球蛋白增加,晚期可表现为白球比倒置;C-反应蛋白活动期可升高;关节滑液分析显示外观黄或黄绿、混浊,白细胞 $15\times10^9/L$,黏性低,滑液含糖量降低;临床多检测类风湿因子(RF),阳性率约 70%,但健康人 5% 左右阳性,因此,RF 检测结果需要结合其他临床资料综合分析,判断其诊断意义。

2. X 线检查

早期可见关节周围软组织肿胀,关节附近轻度骨质疏松,骨皮质密度降低,骨小梁排列紊乱,关节间隙增宽;中期软骨面边缘骨质腐蚀,关节软骨下有囊状形成,囊性透亮区;在手足小骨及尺桡骨远端可见骨膜新生骨形成;晚期关节间隙狭窄,关节面不规则,关节边缘骨质破坏,关节脱位或骨性强直。

【鉴别诊断】

1. 风湿性关节炎

多发生于青少年,起病急骤,伴高热,发病前常有急性扁桃体炎或咽峡炎。病变主要累及四肢大关节,呈游走性关节痛,发作后不遗留关节畸形,但多侵犯心脏。血清抗链球菌溶血素"O"效价增高,类风湿因子阴性,无骨质破坏,应用水杨酸剂后,疗效迅速而显著。

2. 结核性关节炎

起病缓慢,多侵犯单个大关节,一般可伴有低热、盗汗、乏力、食欲减退等中毒症状,夜间疼痛加剧;类风湿因子检查阴性,结核菌素试验阳性,X线显示骨质不规则破坏,不伴见骨质增生和硬化;抗结核治疗有效。

3. 痛风性关节炎

多发生于中年男性,常有家族病史,临床上多以第 1 跖趾关节红、肿、热、痛起病,较少累及膝、踝、趾关节,初次发作多在夜间,疼痛日轻夜重。

慢性患者在受累关节附近皮下组织可出现痛风石,穿刺活检可见大量尿酸盐结晶,血尿酸增高,别嘌呤醇、秋水仙碱等治疗有效。

【治疗】

1. 一般治疗

急性期患者发热、关节肿痛时应当卧床休息直至症状消失;急性期过后关节仍然疼痛者,在积极治疗的同时,应注意关节的活动锻炼,防止肌肉萎缩和关节强直。同时,还应加强营养,饮食应富含蛋白及维生素,针对贫血及骨质疏松,可补充铁剂、维生素 D 和钙剂。还可短暂或间断地使用支架或夹板固定受累关节,以达到消肿止痛,又不致引起关节强直的目的。慢性期患者可适当选用物理疗法、中药外敷、针灸按摩、功能锻炼、体操疗养等，以利于疾病的康复。

2. 中药辨证施治

（1）风寒湿痹　①行痹型肢体关节疼痛、游走不定、痛无定处、关节屈伸不利、舌苔薄白、脉浮等。治宜祛风通络，散寒除湿。方用防风汤加减。②痛痹型肢体关节疼痛剧烈，痛有定处，痛处皮色不红，触之不热，遇寒痛甚，得热痛减，遇寒加重，苔薄白，脉弦紧。治宜温经散寒，祛风除湿。方用乌头汤加减。③着痹型肢体关节肿胀疼痛，固定不移，四肢沉重，关节酸楚，肌肤麻木，苔白腻，脉多浮缓。治宜除湿通络，祛风散寒。方用薏苡仁汤加减。

（2）风湿热痹　关节红肿，局部灼热疼痛，遇冷则舒，或有发热，常可累及一个或数个关节，兼有口干烦躁，发热、恶风、烦闷等全身症状，舌苔黄燥，脉滑数。治宜清热除湿，祛风通络。方用白虎桂枝汤加味或宣痹汤。

3. 中成药治疗

临床常用的中成药有祛风舒筋丸、正清风痛宁、昆明山海棠、通痹片、益肾蠲痹丸等。

4. 雷公藤治疗

①适应证：长期使用一线药物，效果不明显，或长期使用皮质类固醇，但效果不佳或已出现不良反应者。②禁忌证：孕妇、肝肾功能不全、心脏病、高血压、贫血症、溃疡和过敏体质者。③用法：雷公藤干根彻底去内外 2 层皮后文火久煎方可内服。具体为切碎木质 15g 加水 400mL，文火水煎（不加盖）2 小时，取汁 150mL，去渣再加水煎，取汁 100mL，混合后分早晚 2 次服用，每日 1 剂，7～10 天为 1 个疗程，疗程之间停药 2～3 天，可用 3～4 个疗程。

另外，还可选用雷公藤多苷片、雷公藤片等制剂。

5. 西药治疗

（1）一线药物（首选）　①水杨酸制剂：水杨酸钠、阿司匹林等。②吲哚类药物：吲哚美辛、托美丁等。③灭酸类药物：甲芬那酸、氯芬那酸、吡罗昔康等。④丙酸类药物：布洛芬、酮洛芬等。⑤吡唑酮类药物：羟基保泰松、保泰松、瑞比林等。⑥苯乙酸类药物：醋氯芬酸等。

（2）二线药物　①金制剂：硫代苹果酸金钠、硫代葡萄糖金钠等。②抗疟类：氯喹、羟氯喹等。③D-青霉胺。

（3）三线药物　一般在长期使用一二线药物不能控制病情的情况下，才考虑使用的药。该类药物属免疫抑制剂，亦称为细胞毒或细胞稳定药。主要包括硫唑嘌呤、环磷酰胺。

（4）肾上腺皮质类固醇和垂体促肾上腺皮质素　①皮质类固醇，如地塞米松、可的松、氢化可的松、泼尼松。②促肾上腺皮质激素（ACTH）。本类药物长期服用后不良反应颇多，而且停药困难，所以该药在临床使用时应慎重。

6. 外治法

（1）中药外治　可用狗皮膏等敷贴，或可用骨科腾洗药、风伤洗剂等熏洗，用活络水等外擦。

（2）针灸治疗　根据患病部位和病因以局部取穴为主，治则为风寒湿痹治宜温经散寒、祛风通络、除湿止痛，毫针刺，平补平泻法；热痹治宜利湿清热、通经止痛，毫针刺，用泻法。

（3）理筋疗法　局部肿痛者可选用点穴镇痛及舒筋手法，关节活动不利、功能障碍者可选用活节展筋手法。

（4）物理疗法　畸形炎症消失后，可开始应用热敷、辐射热等表面热疗法，但在急性发炎期禁用。热疗后可轻柔按摩以改进局部血液循环。另外，也可以采用直流电导入、同位素疗法、激光疗法等。

7. 手术疗法

(1)适应证　①早期疼痛较剧、功能障碍非手术治疗 18 个月无效者。②晚期严重畸形,功能障碍者。

(2)手术方式　①滑膜切除术适用于关节发病 1 年以上,经过有规律的系统保守治疗半年以上无明显疗效,患者一般情况较好者;活动性滑膜炎非手术治疗关节肿痛仍甚者;等等。②关节清理术适用于风湿性滑膜炎同时合并软骨及骨组织破坏者。③肌腱延长和关节囊切开术及截骨术适用于关节畸形严重,尚有一定活动功能者。④截骨术适用于有成角畸形,病情已稳定者。⑤关节触合术适用于关节严重破坏者。⑥人工假体置换术适用于关节破坏严重,关节僵直者。

【预防与调护】

(1)避免寒、凉、潮湿的生活、工作环境。注意劳逸结合,加强体质锻炼。

(2)川乌等辛燥之品需久煎,不宜久服,中病即止。

(3)关节肿痛严重时需制动,病情静止期可行关节功能锻炼。

(4)多食用富于维生素及钙质的食物。

(5)做好心理康复工作,提高患者生活质量。

三、强直性脊柱炎

强直性脊柱炎(ankylosing spondylitis,AS)是一种以中轴关节和肌腱韧带骨附着点的慢性炎症为主的全身性疾病,一般多见于男性,男女之比大约为 3.4∶1,其中欧洲为 3.8∶1,亚洲为 2.3∶1。我国 AS 的患病率约为 0.3%,男女之比约为 2.3∶1。

【病因病机】

古代医籍中没有"强直性脊柱炎"病名的记载,一般将其归属于"痹证"范畴,但又不同于一般的痹证,属于其中的"历节""背偻"等范畴,近些年来,随着中医理论研究的深入,一般将其归于

"尪痹"或"大偻"。

《素问·痹论》曰："风寒湿三气杂至,合而为痹也。其风气胜者为行痹,寒气胜者为痛痹,湿气胜者为着痹也。"这是描述痹证的最早记载。因肾主骨,本病病位在骨、在脏属肾,故有"骨痹""肾痹"之称。《素问·逆调论》"……是人者,素肾气胜,以水为事,太阳气衰,肾脂枯不长,一水不能胜两火,肾者水也,而生于骨,肾不生则髓不能满,故寒甚至骨也……是人当挛节也。"《杂病源流犀烛》认为:"犯人一身之骨,最大者脊骨也……脊穷谓之骶……犹屋之正梁,且为一身之骨之主也。"《东医宝鉴》论"背伛"时说:"中湿背伛偻,足挛成废,腰脊间骨节突出,亦是中湿。老人伛偻乃精髓不足而督脉虚也。"

病因病机方面,一般认为它是由内外因影响造成,即肾督亏虚,风寒湿三邪乘虚而入所致。尽管许多医家对该病的病因病机有了更深的认识,但强直性脊柱炎的病因病机尚未形成统一规范的认识,仍有待于我们进一步探索。

强直性脊柱炎的病因至今未明,可能与遗传因素、自身免疫反应因素、感染因素和机械应力因素等有关。

【临床表现】

AS 早期的临床表现不具有特征性,随着疾病的发展,逐步出现的下腰痛及僵硬是其典型表现。也有一部分患者以外周关节为首发部位,主要是髋、膝、踝等关节。随着病变持续进展,沿脊椎缓慢向上进展,出现腰椎前凸消失、胸廓活动度减少、驼背畸形等。而晚期侵犯关节,主要表现为髋、膝关节的屈曲挛缩畸形。其诊断目前多参照 2009 年国际脊柱关节炎协会(ASAS)推荐的中轴型脊柱关节炎(SpA)的分类标准。

AS 可侵犯全身多系统,一般以虹膜炎、炎性肠病为多见,此外心血管、肺脏、骨骼及肾受累也有相当的发生率,且是造成 AS 病死率增加的主要原因。

【诊查要点】

目前研究发现,HLA-B27 与强直性脊柱炎的发生存在着密切的联系。但需要注意的是 HLA-B27 阳性也可能为健康患者，强直性脊柱炎患者也可能 HLA-B27 阴性，因此它只能作为一个参考诊断指标。

强直性脊柱炎（AS）是一种累及骶髂关节、脊柱、四肢关节的慢性炎症性疾病，中医病名为"大偻"。其发病与遗传和环境因素有密切关系，但确切病理机制不明确。近年来，大量学者从遗传学、免疫学、感染因素、机械应力因素等多方面进行研究，并取得一定进展。虽然目前 AS 无法得到根治，但随着对细胞因子、细胞等机制的进一步的研究，可有助于对 AS 发病机制的认识，从而为 AS 的治疗提供理论依据。

【鉴别诊断】

随着对强直性脊柱炎认识的不断加深以及诊断技术的不断进步，强直性脊柱炎的诊断标准也不断发生变化。

强直性脊柱炎临床筛选标准的内容：①40 岁以前发生腰腿痛或不适。②隐匿发病。③病程大于 3 个月。④伴晨僵。⑤症状活动后改善。

诊断：符合 5 项标准之 4 项以上者，临床可诊断强直性脊柱炎。

【治疗】

AS 的治疗早期以药物治疗为主，晚期脊柱或髋、膝等大关节发生强直或严重畸形时，以外科手术治疗为主。

1. 中医辨证论治

目前，多数医家认为强直性脊柱炎为先天不足，后天失养，导致肾虚督空，筋脉失濡，加之感受外邪，筋骨经络痹阻而发病。该病以肾虚为本，邪实为标，肝肾亏损，气血虚弱是其基本病机。中药治疗本病以补肾通痹为主，着眼于整体调治。①肾虚督寒证：以补肾强督，祛寒除湿为法，拟补肾壮督祛寒汤。②肾虚湿热证：以补肾强督，清热利湿为法，拟补肾壮督清化汤。

2. 手术治疗

AS手术治疗的目的是矫正畸形,改善功能,缓解疼痛。

(1)髋关节置换术　人工全髋关节置换术是最佳选择。置换术后绝大多数患者的关节痛得到控制,部分患者的功能恢复正常或接近正常,置入关节的寿命90%达10年以上。

(2)膝关节置换术　术中应警惕安装假体时发生骨折。对于超过60°的严重屈曲畸形患者,术中应注意腘动静脉和腓总神经牵拉损伤。

(3)脊柱矫形手术　后期的畸形已有骨性融合,非手术治疗难以奏效。对严重驼背畸形者可施行脊柱截骨术。腰椎侧位片腹主动脉有钙化者禁忌手术。

【防护与调护】

(1)对具有遗传易感性的患者开展早期干预措施,预防AS的发生,组织其发展,控制AS急性发作。

(2)开展AS机制研究,开发新的药物,在环节患者疼痛、改善关节活动、矫正畸形的同时,减轻AS患者的经济负担。

(3)改变生活的方式和饮食结构。

第二节　骨炎症、结核类疾病

一、骨炎症疾病

(一)化脓性关节炎

关节的化脓性感染称化脓性关节炎,儿童多见,好发的部位为髋关节和膝关节。化脓性关节炎属中医"无头疽"范畴,如生于环跳穴(髋关节)的称环跳疽。

【病因病机】

明代汪机《外科理例》指出："或腠理不密,寒邪客于经络,或闪仆,或产后,瘀血流注关节,或伤寒余邪未尽为患,皆因真气不足,邪得乘之。"腠理不密,夏秋之间为暑湿所伤,继而露卧贪凉,寒邪外束,客于经络,皆因真气不足,邪得乘之,经脉受阻,乃发本病。

【诊查要点】

1. 全身症状

由于余毒流注、瘀血化热,真气不足而邪得乘之,出现高热,畏寒,全身不适,食欲减退,小便短赤,舌苔黄厚,脉洪数。

2. 局部症状

患病关节红、肿、热、痛,患肢处于关节囊较松弛的位置以减轻胀痛,如髋关节呈屈曲、外展、外旋位等,欲改变此肢体位置时,疼痛加剧。随着关节内积液积脓增多,关节周围肌肉痉挛,可并发病理性脱位或半脱位。关节内积脓向外溃破,可形成窦道。未得及时正确的治疗者,最终可出现关节强直。

关节部位压痛明显。关节内有积液,在膝关节则浮髌试验阳性,表浅的关节可扪及波动感。

【鉴别诊断】

1. 化脓骨髓炎

病变部位可见红肿热痛,但主要表现在骨干周围的软组织。化脓性关节炎的红肿热痛部位在关节周围,为减轻关节胀痛,患肢放在特殊的体位,化脓性骨髓炎无此特殊表现。X线检查,化脓性骨髓炎在干骺端及骨干,化脓性关节炎在发病关节。

2. 关节结核

早期全身症状不明显,发展缓慢,病程长,继而出现午后潮热、自汗、盗汗。关节肿胀，但不红，溃破后脓液清稀且夹有干酪样絮状物，肢体萎缩，关节活动度小或消失。

【治疗】

早期未成脓者以消法为主。

(1)正虚邪乘治则以清热解毒为主，辅以渗利化湿，方用五味消毒饮加豆卷、佩兰、薏苡仁等。

(2)余毒流注治则为清热解毒、凉血祛瘀，方用犀角地黄汤、黄连解毒汤。

(3)瘀血化热治则为活血散瘀、清热解毒，方用活血散瘀汤加紫花地丁、金银花、蒲公英、栀子。

未成脓时可配合使用外敷药金黄散、玉露膏。脓已成者，宜托里透脓，方用透脓散加减。

溃后气血两虚，方用八珍汤补益气血；伤口久溃不愈，方用十全大补汤；收日期可外用生肌散等。

如经检查，已疑关节有脓，即行关节穿刺，可予抽出脓液后注入抗生素，每日或隔日1次，经1～2周治疗，直至抽出液培养阴性为止，亦可用生理盐水加入抗生素，进行关节灌注，边灌注边引流。仍不见好转，可切开排脓，彻底冲洗关节腔，留置引流管，直至炎症被控制后拔出引流管。同时肌注或静脉滴入抗生素，根据病情输液、输血。

【预防与调护】

增强体质，提高抗病能力。患本病后要密切注意患病关节成脓情况，以便及时采取措施。注意饮食营养调护，增强体质，以促进病愈。对体温高的患者要采取物理降温；对采用关节灌注疗法者，要密切观察引流管口是否堵塞，并及时排除堵塞。患肢制动。

(二)硬化性骨髓炎

硬化性骨髓炎是骨组织的一种低毒性感染。由于骨组织感染后有强烈的成骨反应，引起骨质硬化，病程长，易复发，故又名慢性硬化性骨髓炎。本病多发生在长管状骨骨干皮质，多见于抵抗力较强的青壮年患者。

【病因病机】

本病的原因尚不明确,可能由于骨组织受到低毒力细菌感染所致,损伤往往可诱发本病。其特点是骨组织受感染后,发生炎性反应,髓腔内出现广泛性纤维化,出现反应性骨内膜新骨形成,髓腔狭窄或闭塞,引起骨质硬化。它与一般的慢性化脓性骨髓炎不同,很少有明显的化脓、死腔或死骨形成,偶有少量脓液或肉芽组织。

【鉴别诊断】

起病时因渗液少,故局部红、肿、热均不明显。以后肢体渐肿大,有持续性隐痛。久走或久站疲劳后疼痛加剧,夜间尤甚。有轻度压痛,少有发热等全身症状。血培养常为阴性,病情缓慢,可长期存在。

X线片显示骨干呈增生及硬化现象,骨皮质增厚,密度增高,髓腔变窄或消失,病变与正常骨无明显界限,长管状骨骨干呈梭形增宽,外缘光滑整齐,无骨膜被掀起现象,一般无死骨形成。在骨质硬化区无或有轻微的骨质破坏,偶见一小透亮区。病变周围软组织也无肿胀阴影。

【治疗】

1. 中医药治疗

中医采用活血化瘀、清热解毒、行气止痛剂治疗。内服选用仙方活命饮,五味消毒饮加减,外用消瘀止痛膏,拔毒生肌散或阳和解凝膏贴敷肿硬部。

2. 手术治疗

通过手术凿除增厚的皮质骨,找到小透亮区,其中常有少量肉芽组织或脓液,将其刮除后,疼痛即渐缓解,骨质增生停止。如无小透亮区,可在病灶中心或两侧呈梭形增厚硬化的骨密质上凿窗口,一期缝合皮肤,使骨髓腔内有张力的渗出液得以引流至软组织内,疼痛因此而解除。

（三）痛风性关节炎

痛风性关节炎是由于嘌呤代谢紊乱致使尿酸盐沉积在关节囊、滑囊、软骨、骨质和其他组织中而引起病损及炎性反应的一种疾病。临床上以血尿酸水平增高和痛风石形成为特征，好发于 30～50 岁的男性。

【病因病机】

中医学认为，本病是由于先天禀赋不足，脾肾功能失调，复因饮食劳倦，七情所伤酿生湿浊，流注关节经脉、肌肉、骨骼，导致气血运行不畅而发病。

西医学认为，嘌呤代谢紊乱引起尿酸盐沉积是痛风性关节炎产生的主要病因。本病分为原发性和继发性 2 种。原发性痛风性关节炎中 10％～60％有家族遗传特点；继发性痛风性关节炎常继发于血液病、肾脏病、恶性肿瘤等。本病的主要病理变化为尿酸盐首先沉积在骨端骨松质的关节囊附着处，使局部骨质吸收，以后在软骨和软骨下骨质内出现类似尿酸盐沉积。日久则滑膜增生、肥厚，软骨面变薄消失，骨端吸收破坏，边缘骨质增生，形成纤维性强直。尿酸盐沉积多的区域出现局部皮肤隆起形成痛风石，多发生在软骨面、耳轮、滑囊周围、皮下组织等处。

【临床表现】

临床表现可分为下列 4 期。

1. 无症状期

又称为高尿酸症期，患者除了血尿酸升高外，并未出现痛风性关节炎的临床症状，这一时期尿酸浓度可以达到 7mg/dL 以上，有时可以超过 10mg/dL，这种改变可以持续数月甚至数年时间，约 1/3 病例以后出现关节症状。

2. 急性关节炎期

血尿酸持续性增高，导致急性痛风性关节炎突然发作，多夜间发生，伴见受累关节明显红肿、发热、压痛及活动受限，全身可出现高热、头痛、心悸、疲乏和厌食等症状。首次发作常只累及单个关节，以第 1 跖趾关节最常见，其次可见于足背、足跟、踝、膝等关节。炎症发作一般持续 3～10 天，但亦能持续数周，然后逐渐减退，关节活动恢复正常，这种"来去如风"的现象，称为"自限性"。青年患者常为爆发型，常累及多数关节，引起本病发作的诱因有酗酒、暴饮暴食、着凉、劳累、精神紧张、手术刺激等。

3. 间歇期

无症状，2 次发作之间可有数月至一年以上的间隔，间歇期可与急性发作期交替存在，发作愈多间隔愈短，多次发作后间歇期不再明显，发作时间延长，受累关节数目增多，且多遗留关节轻度畸形与活动受限。

4. 慢性关节炎期

经过多次急性发作的关节可出现明显肥大，活动逐渐受限，肥大和受限程度随发作次数而增加，直至引起关节僵硬和畸形。20％～50％的患者可见痛风石，多呈黄白色，形状大小不一，小如芝麻，大如鸡蛋，多发生在耳郭、鹰嘴、髌韧带、胫骨结节、手指、足背等处。随着纤维组织增生，痛风石越来越硬，若发生在关节附近容易磨损处，常溃破流出白色结晶，呈牙膏样或粉末状，创口经久不愈。这一时期多伴见肾脏和心血管病变。

【诊查要点】

1. 实验室检查

（1）常规检查　发作期白细胞计数升高，但很少超过 $20×10^9/L$；红细胞沉降率增快；晚期尿中常有蛋白和其他改变。

（2）血液生化检查　患者血尿酸增高，男性大于 7mg/dL，女性大于 6mg/dL，具有诊断价值。单纯血尿酸增高而没有关节或肾脏病变的多无临床意义。

（3）痛风石镜检　呈阳性反应，关节液镜检可见针状结晶。

2. X 线检查

早期 X 线片仅见软组织肿胀。急性发作期后可见局部骨质疏松,腐蚀或骨皮质断裂,直至关节附近骨质出现穿凿样破坏。晚期可见关节间隙狭窄和边缘性增生。尿酸盐沉积多的骨质广泛破坏,骨皮质膨胀,局部软组织隆起。痛风石发生钙化的可见到钙化阴影。

3. CT 检查

可见软组织肿胀、痛风石及关节破坏。

【鉴别诊断】

青少年多见,存在 A 族溶血性链球菌感染史,病变主要侵犯心脏并伴有心肌炎,皮肤可见环形红斑和皮下结节。关节病变表现为多关节游走性红肿热痛,急性炎症消退后关节功能完全恢复,实验室检查抗链球菌溶血素"O"抗体阳性,水杨酸制剂治疗有效。

【治疗】

1. 一般治疗

禁止患者食用富含嘌呤和核酸的食物,尽量少吃脂肪、扁豆等,避免酗酒;防止精神刺激、着凉等;急性期应卧床休息,局部适当固定冷敷;输液或大量饮水,以增加尿酸的排泄并保护肾脏。

2. 中医药治疗

急性期用苍术健脾燥湿,祛风除湿;牛膝活血祛瘀,补肝肾、强筋骨,利尿通淋;薏苡仁、茯苓、萆薢利水渗湿,健脾舒筋;秦艽祛风湿,通经络,止痛,清湿热;黄柏、白花蛇舌草、忍冬藤清热燥湿,泻火解毒,利湿通络。

3. 手术治疗

慢性期患者,除采用药物治疗外,若痛风石过大,影响关节功能或破溃经久不愈,可采用手术刮出痛风石。对已破裂形成窦道者应刮除,并酌情植皮。有时,痛风性关节炎为了减轻关节疼痛和恢复关节功能,可选择关节成形术、人工关节置换术等。

【预防与调护】

(1)节制饮食。

(2)急性期休息,冷敷,大量饮水。

(3)局部破溃者,可按一般外科处理。

(4)适当锻炼身体,增强抗病能力。

二、结核类疾病

(一)骨与关节结核

骨与关节结核是结核菌经血行引起的继发性慢性感染性疾病。约95%继发于肺结核,少数继发于消化道结核、淋巴结结核。发病与卫生条件、生活水平、身体抵抗力、病人免疫力、局部生理解剖、结核杆菌的数量和毒力有关。骨与关节结核好发于儿童及青少年,尤以10岁以内者多。以脊柱最多见,其次是膝关节、髋关节、肘关节、肩关节、腕关节。好发部位与活动多或负重大的关节有关,肌肉附着多的部位极少发病。中医称骨与关节结核为骨痨,又称流痰。因发病不同又有不同的命名,如发生在脊背的称"龟背痰",在腰椎两旁的称"肾俞虚痰",在髋关节的称"环跳痰",在膝关节的称"鹤膝痰",在踝部的称"穿拐痰"。本病的特点是发病缓慢,化脓亦迟,溃后流脓清稀,窦道经久不愈。

【病因病机】

病因同骨关节结核。脊柱结核好发于负重大、活动多、血流缓慢的椎体。以单个椎体破坏蔓延至附近相邻的椎体为多见。可分为两型:

(1)中心型　病灶起于椎体松质骨,死骨吸收后形成空洞。

(2)边缘型　病变破坏椎体边缘和椎间盘组织,椎体呈楔形破坏,椎间隙变狭窄,形成脓肿,继而形成椎旁脓肿,并沿组织间隙流向远处。

【诊查要点】

本病早期仅有轻微腰背疼痛,随着病变发展有低热、盗汗、疲乏、消瘦、食欲减退,局部疼痛及放射痛,姿态异常,脊柱畸形,有寒性脓肿,晚期病变脊髓受压迫可并发瘫痪。

X线检查显示颈椎和腰椎前凸消失,胸椎呈后凸畸形;椎体破坏,有空洞或死骨,椎间隙狭窄;有脓肿阴影;椎弓有结核时,椎弓模糊或消失。

【鉴别诊断】

1. 化脓性脊椎炎

全身及局部症状表现明显,全身中毒症状重,局部疼痛剧烈。白细胞计数明显增高。X线片显示有椎体破坏及椎旁阴影。

2. 脊椎肿瘤

症状呈进行性加重,多受累一个椎体,X线片显示椎体有破坏和均匀压缩,椎间隙正常,常侵犯一侧或两侧椎弓。

【治疗】

中医辨证治疗同骨关节结核。应予以全身支持疗法和抗痨,局部制动。必要时应进行手术治疗,结核病灶清除术可清除脓肿、肉芽、死骨和坏死的椎间盘,改善局部血运,以利修复;同时可解除和防止脊髓受压。植骨融合术有利于脊柱保持稳定。

【预防与调护】

原则上同骨关节结核。晚期脊椎结核并发瘫痪的病例,要防止发生褥疮,一旦发生褥疮,要按褥疮常规护理,争取疮面愈合,并且要密切注意由褥疮而引起的并发症,如创面感染、泌尿系统感染,坠积性肺炎等。

（二）髋关节结核

髋关节结核占全身骨关节结核的第三位，10岁以内的儿童多见，男性多于女性，单侧多于双侧。

【病因病机】

病因同骨关节结核。髋关节结核以滑膜结核多见，很少形成脓肿、窦道。单纯骨结核常形成脓肿，破溃后形成窦道。病变发展导致全关节结核，出现病理性脱位或半脱位。关节软骨破坏后导致关节纤维性或骨性强直。儿童病例会导致骨骺被破坏。

【临床表现】

早期出现低热、盗汗、食欲减退、消瘦。儿童患者有烦躁、夜啼。患肢轻度跛行，髋部疼痛；中期出现疼痛、跛行加重，患肢肌肉萎缩。在髋部前、外、后侧可出现脓肿或窦道，晚期出现高热、疼痛加重、活动受限，关节畸形，髋关节屈曲挛缩试验（Thomas征）阳性。患肢因股骨头破坏而出现短缩畸形。

【诊查要点】

X线检查显示滑膜结核关节间隙增宽，关节囊呈肿胀阴影，髋周围骨质疏松，单纯骨结核有骨质破坏、空洞或小的死骨；全关节结核表现关节面破坏，关节间隙狭窄。

【治疗】

全身治疗同骨关节结核。局部治疗，在抗痨治疗的基础上作髋关节结核病灶清除术。

【预防与调护】

原则上同骨关节结核。若行髋关节结核病灶清除术，应观察伤口有无渗出物，患肢血运等。术后继续抗痨治疗6～12个月，患肢中立位皮肤牵引3～4周，术后48小时即开始作股四头肌锻炼，去牵引后在床上练习患髋活动。术后6周可扶拐下地活动。要注意预防股骨头缺血性坏死的发生，术后3个月摄X线片复查，病变稳定，无股骨头缺血表现时，才能弃拐行走。

（三）膝关节结核

膝关节结核发病率占全身骨关节结核的第二位，在四肢关节结核中占首位。单侧多见，多见于儿童和青壮年人。

【病因病机】

病因同骨关节结核。膝关节滑膜结核表现为滑膜炎症水肿充血，结核性肉芽组织；单纯骨结核可形成空洞、死骨和脓肿；晚期全关节结核在软骨和软骨下发生骨质破坏，半月板、交叉韧带也遭破坏，可并发病理性膝关节半脱位或脱位。

【临床表现】

本病起病缓慢，全身症状较轻。早期滑膜结核可见关节肿胀，股四头肌萎缩，局部皮温高，疼痛，浮髌试验阳性。早期单纯骨结核局部肿胀、压痛。晚期全关节结核则疼痛剧烈，患膝可见屈曲畸形和跛行，可有脓肿、窦道、关节强直。

【诊查要点】

X线检查：早期关节囊肿胀，关节间隙增宽，关节附近骨质疏松，随病变发展可出现小死骨和骨空洞，晚期关节面破坏，关节间隙狭窄。

【鉴别诊断】

1. 类风湿性关节炎

多关节疼痛，关节病变常呈对称性。手指关节晨僵，可有皮下类风湿性结节；不会形成脓肿、窦道。约 70％的病例类风湿因子阳性。

2. 化脓性关节炎

早期全身症状明显，出现高热、畏寒、全身不适，患病关节有红、肿、热、痛表现，穿刺抽液黏稠、混浊或成脓性。实验室检查：白细胞及中性粒细胞计数增多，关节液镜下可见大量白细胞、脓细胞及革兰阳性球菌。

【治疗】

全身治疗同骨关节结核。局部治疗,根据病情和年龄不同,选择作滑膜次全切除术或结核病灶清除术,或膝关节加压融合术。

【预防与调护】

原则上同骨关节结核。术后继续抗痨治疗,观察伤口有无渗出物及患肢血运情况,术后48小时开始股四头肌锻炼,并逐渐抬腿。若行滑膜切除或单纯骨结核病灶清除术,应尽早练习膝关节活动,以防关节黏连,术后1个月可扶双拐下地行走。

第三节　骨代谢类疾病

一、骨质疏松症

骨质疏松症是在1885年由Pommer首先提出的。现在对此病的认识不断深入。《素问·痿论》云:"肾主身之骨髓……肾气热,则腰脊不举,骨枯而髓减,发为骨痿。"

【病因病机】

中医学认为本病的发生、发展与"肾气"密切相关。《素问·逆调论》曰:"肾不生,则髓不能满。"《素问·六节脏象论》曰:"肾者,主蛰,封藏之本,精之处也,其华在发,其充在骨。"因此,骨质疏松的病因病机可归纳为以下几个方面。

1. 肾虚精亏

肾阳虚衰,不能充骨生髓,致使骨松不健;肾阴亏损,精失所藏,不能养髓。

2. 正虚邪侵

正虚而卫外不固,外邪乘虚而入,气血痹阻,骨失所养,髓虚骨疏。

3. 先天不足

肾为先天之本，由于先天禀赋不足，致使肾脏素虚，骨失所养，不能充骨生髓。

【中医辨证分型】

1. 肾虚精亏

肾阳虚者可出现腰背疼痛，腿膝酸软，受轻微外力或未觉明显外力可出现胸、腰椎压缩骨折。驼背弯腰，身高变矮。畏寒喜暖，小便频多且夜尿多。肾阴虚者除有腰背疼痛，腿膝酸软，易发生骨折等症外，常有手足心热，咽干舌燥。

2. 正虚邪侵

骨痛，腰背疼痛，腿膝酸软，易发生骨折。由其他疾病继发或药物因素诱发本病的，兼有原发疾病症状和诱发本病药物的并发症。

3. 先天不足

青少年期以背部下端、髋部和足部的隐痛开始，逐渐出现行走困难。常见膝关节和踝关节痛和下肢骨折。胸腰段脊柱后凸、后侧凸，鸡胸。头到耻骨与耻骨到足跟的比小于1.0，身高变矮，长骨畸形，跛行。最终胸廓变形可影响心脏和呼吸。成人期以腰背疼痛为主，脊椎椎体压缩性骨折，楔形椎、鱼椎样变形，轻者累及1~2个椎体，重者累及整个脊椎椎体。日久则脊椎缩短。除脊椎椎体外，肋骨、耻骨、坐骨骨折也可发生。

【临床表现】

1. 骨质软化症

其特点为骨质钙化不良，骨样组织增加，骨质软化，因而脊椎、骨盆及下肢长骨可能产生各种压力畸形和不全骨折，骨骼的自发性疼痛、压痛出现较早并且广泛，以腰痛和下肢疼痛为甚。

全身肌肉多无力,少数病人可发生手足抽搐。X 线片可见骨质广泛疏松;压力畸形如驼背、脊柱侧弯、髋内翻、膝内翻、膝外翻、长骨弯曲;假骨折线(称 Milkman 线或 Looser 线)。横骨小梁消失,纵骨小梁纤细,骨皮质变薄。不发生骨膜下骨皮质吸收。实验室检查:血钙、磷较低而碱性磷酸酶则升高。

2. 多发性骨髓瘤

临床表现主要为贫血、骨痛、肾功能不全、出血、关节痛。由于骨髓瘤细胞在骨髓腔内无限增生,分泌破骨细胞活动因子,促使骨质吸收,引起弥漫性骨质疏松或局限性骨质破坏,因此骨骼疼痛是早期主要症状,开始时骨痛轻微,随病情发展而逐渐加重。骨骼病变多见于脊椎、颅骨、锁骨、肋骨、骨盆、肱骨及股骨近端,常见的疼痛部位在腰背部,其次是胸廓和肢体。骨质破坏处可引起病理性骨折,多发生于肋骨下胸椎和上腰椎,如多处肋骨及脊椎骨折可引起胸廓和脊柱畸形。X 线片可见脊柱、肋骨和骨盆等处弥漫性骨质疏松;溶骨病变常见于颅骨、骨盆、脊椎、股骨、肱骨头、肋骨。可出现单发,也可出现多发,呈圆形、边缘清楚如钻凿状的骨质缺损阴影;病理性骨折,以肋骨和脊柱最为常见,脊椎可呈压缩性骨折。实验室检查:骨髓像呈增生性反应,骨髓中出现大量骨髓瘤细胞,此为最主要的诊断依据。一般应超过 10%,且具形态异常。高球蛋白血症,主要为"M"成分球蛋白血症或凝溶蛋白尿的表现。

3. 原发性甲状旁腺功能亢进症

临床表现为高血钙、低血磷症,如消化系统症状可见胃纳不佳、腹胀、恶心、呕吐、便秘等;肌肉可出现四肢肌肉松弛,张力减退;泌尿系统可出现尿中钙、磷排泄增多,尿结石发生率高,患者多尿、口渴、多饮;骨骼系统症状有骨痛,背部、脊椎、胸肋骨、髋部、四肢伴有压痛,逐渐出现下肢不能支持重量,行走困难,病久后出现骨骼畸形,身长缩短,可有病理性骨折。

4.成骨不全症

本病有家族遗传史,高达 50％左右。由于周身骨胶原组织缺乏,成骨细胞数量不足,软骨成骨过程正常,钙化正常,致使钙化软骨不能形成骨质,因此骨皮质菲薄,骨质脆弱。由于该病患者的巩膜变薄,透明度增加,使脉络膜色素外露而出现蓝巩膜;因听骨硬化,不能传达音波,而出现耳聋。

【治疗】

1.肾虚精亏

治以补肾填精。方用左归丸加淫羊藿、鹿衔草;或用中成药骨疏康、仙灵骨葆、骨松宝等。

2.正虚邪侵

治以扶正固本。方用鹿角胶丸,方中虎骨改用代用品。治疗须考虑继发疾病的病因,审因而治。

3.先天不足

治以填精养血、助阳益气。方用龟鹿二仙胶汤。治疗亦需考虑患者年龄、性别、原发病病因辨证施治。

【预防与调护】

骨质疏松症的预防,要注意饮食营养,加强体育锻炼,增强体质,以减少发生骨质疏松症的机会。

二、股骨头坏死

成人股骨头缺血性坏死是由于血液循环障碍,导致股骨头局部缺血性坏死,晚期可因股骨头塌陷发生严重的髋关节骨关节炎,是临床上常见的疾病。本病中医属骨痹、骨痿、骨蚀范畴。发病年龄以青壮年多见,男性多于女性。

【病因病机】

病机《正体类要》曰："肢体损于外,则气血伤于内,气血由之不和,筋脉由之不通。"损伤是致病的主要原因。《素问·长刺节论》曰："病在骨,骨重不可举,骨髓酸痛,寒气至,名曰骨痹。"《灵枢·刺节真邪》曰："……虚邪之人于身也深,寒与热相搏,久留而内著,寒胜其热,则骨疼肉枯,热胜其寒……内伤骨,为骨蚀。"正气虚弱,外邪侵袭是本病发病的重要因素。先天不足,后天失养,外伤失治均可导致本病发生。

【诊查要点】

1. ECT

在 X 线出现异常之前即可显示放射性核素分布异常。灵敏度高,但特异性较差。诊断时要排除其他髋关节疾病。

2. CT 检查

不能显示股骨头缺血性坏死的早期改变,但可以清楚观察股骨头内部的骨结构改变。

3. MRI

有很高敏感性、特异性及准确率,是检查股骨头缺血性坏死最敏感的方法。用于对 0 期和 1 期病人的诊断,亦可用于骨修复及预后的判定。

4. 同位素扫描

采用 99mTc 磷酸盐骨扫描对股骨头缺血性坏死的早期诊断有价值,其敏感度高,但特异性差。典型的股骨头缺血性坏死早期改变为热区中有冷区。如仅出现热区,则应与髋关节疾患如炎症、骨折、肿瘤等作出鉴别。如采用胶体硫作示踪剂,则可反映出骨髓的改变,特异性高一些。同位素扫描可见发觉全身多处病变,作为病变的初检和筛选有其价值。

5. 实验室检查

因创伤引起的股骨头缺血性坏死血生化检查正常。因其他疾病引起者常有血生化检查异常。

【鉴别诊断】

本病发展缓慢，隐匿起病。初期多在劳累时感到髋关节酸痛，不影响活动，休息后好转。或有静息痛，急性发作时剧痛。渐至疼痛加剧，跛行，肌肉萎缩。疼痛位于髋关节周围的内外侧多见，早期病人的膝内侧疼痛为主诉。晚期多有严重的髋关节功能障碍。检查时可发现肢体轻度不等长，髋周围的肉紧张痉挛，髋关节活动受限。患髋"4"字试验阳性，髋关节屈曲挛缩试验阳性。早期髋外展内旋试验阳性，晚期髋关节各向活动均受限。臂中肌试验(Trendelenburg 征)阳性。

【治疗】

治疗原则是尽量去除致病因素，促使股骨头血运改善，保持股骨头正常外形，推迟髋关节骨关节炎的发生。

1. 中医治疗

(1)药浴法　选用骨碎补、透骨草、伸筋草等补肾填精、活血化瘀、祛风利湿、舒筋活络之药，煎汁入浴。

(2)熏火通法　选用骨碎补、莪术、石菖蒲、苍耳子等益肾破血、开窍行气之药于患部熏火通。

(3)牵引法　对 X 线表现为Ⅰ期、Ⅱ期病人应限制负重，用牵引缓解髋关节周围软组织挛缩，减轻关节压力，防止塌陷。

(4)按摩法　可采用适宜的按摩手法，解除关节疼痛和肌肉痉挛。

2. 非手术治疗

(1)避免负重　包括部分负重及完全不负重，仅应用于塌陷前的股骨头坏死，即 FicatⅠ期及Ⅱ期。

（2）药物治疗　一些研究发现,非创伤性股骨头坏死患者存在高凝、低纤溶倾向。针对此种发现,一些学者运用依诺肝素、低分子肝素、前列腺素 E 等具有扩张血管作用的药物,使股骨头坏死进展变慢,表明这些药物对早期股骨头坏死有一定的保护作用。还有一些学者采用抗骨质疏松药(福善美等),可抑制早期骨坏死的破骨活性,从而减少股骨头塌陷的发生率。

（3）高频电磁场治疗　高频电磁对关节积液、骨髓水肿伴有关节疼痛者,止痛效果好,但对股骨头保存率并未显示优势。

（4）高能量体外震波治疗　高能量体外震波(shockwave)可作用于坏死骨与正常骨交界区的硬化骨,促进坏死区的血管和骨组织的修复。

（5）其他治疗方法　如放血疗法等,目前大样本的资料较少,效果有待于进一步确定。

3. 手术疗法

手术方法分保留股骨头手术和关节重建手术两类。

（1）钻孔髓芯减压术　最适用于Ⅰ期患者,对于Ⅱ期患者应从严掌握。通过股骨头部钻孔,减轻骨内压,以中止病理进程,改善股骨头内血液循环,恢复股骨头血运,促进骨的修复。

（2）经粗隆间截骨术　适用于Ⅱ期、Ⅲ期年轻患者,病灶小而局限,通过手术使坏死区或塌陷区离开负重区,改善关节内侧功能,减轻骨内压,促进坏死骨吸收。

（3）血管束骨内植入术　适用于Ⅱ期、Ⅲ期患者。先形成指向股骨头坏死区的骨髓道,刮除死骨及肉芽组织,空腔植骨后导入旋股外血管束,达到减压、促进血管再生和股骨头再骨化目的。

（4）带血管蒂植骨术　适用于Ⅱ期和部分Ⅲ期患者,将带有血管蒂的骨块或骨膜组织移植于股骨头坏死区内,通过活骨移植改变股骨头血运,加速坏死组织修复,对防治股骨头球面塌陷有效。常用带旋髂深血管蒂植骨。

（5）人工关节骨换术　适用于Ⅲ期、Ⅳ期年龄偏大病人。因为此类手术不再保留自体股骨头，对年轻病人应慎重。对 50 岁以上的病人因病程缩短，关节活动好适应证较强，选择人工股骨头置换术或全髋关节置换要依据病人具体情况决定。

第四节　骨肿瘤类疾病

骨肿瘤是发生于骨骼系统肿瘤的总称，还包括发生于肌肉、韧带、滑膜、腱鞘等组织的肿瘤，现代多统称为骨与软组织肿瘤。虽然骨与软组织约占全身体重的 75%，骨与软组织肿瘤的发病率在成人所有肿瘤中却仅占 1%～2%，在儿童恶性肿瘤中占 15%。骨骼系统肿瘤不仅可以原发于骨骼，也可以转移而来，有些全身血液系统疾病在骨骼系统中的表现尤为突出，而成为诊断这些疾病的线索。因此，对于骨肿瘤的认识，既要有辨别局部病变性质和程度的能力，也要具备整体观和辨证思维的理念。

【病因病机】

中医学认为，本病的发生有内、外两个因素。

肿瘤的发生和六淫之邪、外伤、环境因素等有密切关系。如损伤可引起骨巨细胞瘤的发生等。

人的精神因素、体质强弱、遗传、年龄等与骨肿瘤的发生、发展和预后有密切关系。如情绪剧烈波动，持续时间长，必会引起阴阳失调，脏腑功能紊乱，气血不调，经络受阻，导致骨肿瘤发生。某些骨肿瘤的发病与年龄关系密切，如骨肉瘤主要发生于儿童与青少年，而骨巨细胞瘤主要发生于成人。

西医学认为，本病与物理、化学、生物、遗传、激素、营养、机体免疫等因素有关。

【临床表现】

骨肿瘤早期往往无明显症状，因此，早期诊断骨肿瘤有一定困难。但是如果通过详细问诊和体格检查、实验室检查及病理组织检查等，便可获得较有价值的诊断依据。

1. 好发部位

骨肿瘤多有一定的好发部位。例如骨肉瘤好发于长骨干骺端；骨巨细胞瘤好发于骨骺；尤文肉瘤好发于长骨骨干；骨转移瘤多发于扁骨，长骨次之；脊索瘤以脊椎为特发部位，尤以骶椎最多；软骨瘤多发生于手、足各骨。因此，骨肿瘤的发病部位对诊断有一定的参考价值。通常原发性骨肿瘤的病灶为单发，骨髓瘤和转移性骨肿瘤的病灶为多发。

2. 疼痛与压痛

这是恶性骨肿瘤首先出现的症状。一般开始有间歇，逐渐进行性增剧，并可有压痛，患者难以忍受，大多数恶性骨肿瘤患者夜间疼痛增剧，但多发性骨肿瘤在休息时或夜晚疼痛反而减轻。疼痛通常接近肿瘤的部位，但有时可沿周围神经走向呈放射性疼痛，如髂骨或骶骨上的原发性骨肿瘤可引起同侧的坐骨神经痛。良性骨肿瘤，疼痛并不是重要症状，虽然大多数没有疼痛，但也有例外，如骨样骨瘤，其特点是疼痛呈持续性，有时相当严重，夜间更甚。

3. 肿胀和肿块

通常在疼痛发生相当时间后才出现，在浅部（如骨膜）比在深部（如骨髓腔内）易于发现。转移性肿瘤可完全没有肿胀，有些良性骨肿瘤（骨软骨瘤或软骨瘤等）体积一旦突然增大，则提示有恶变的可能。检查时应注意肿物的部位、大小、形态、硬度、活动度、边界是否清晰，有无搏动或淋巴结转移。

4. 功能性障碍

在骨肿瘤晚期，功能障碍多由疼痛及肿胀所致。若发生在下肢，则早期可能出现跛行。

5. 全身表现

良性骨肿瘤或恶性骨肿瘤早期一般无明显的全身症状。恶性骨肿瘤后期可出现食欲不振、精神萎靡、消瘦、贫血等征象，甚至出现恶病质。转移者大部分有原发癌瘤症状，但不是所有的原发灶都能找到，也有作为单独表现而就诊者。

【诊查要点】

坚持临床、影像、病理相结合，是诊断骨肿瘤的基本原则。要以临床表现为基础，注重仔细询问病史，了解疾病发生演变过程，根据不同年龄好发肿瘤的种类、不同肿瘤的好发部位的规律，充分掌握主要症状和体征，尤其应注意肢体疼痛性质程度，肿块的大小、质地、性质、压痛情况。结合影像学检查、实验室检查、病理学检查，最终作出诊断。切忌只重视影像学检查，忽视临床病史、体格检查的弊端。对骨肿瘤的现代诊断还包括外科分期的划分，为制订好治疗方案奠定基础。

病理学检查的标本有活体组织标本和手术标本。CT引导下的套管针穿刺可多点穿刺，创伤小，获得的组织标本能够基本满足病理检查的要求，确诊率可达 80%～90%。因此，切开活检术使用越来越少。活体组织标本的采集十分重要，必须强调要由经治医生亲自采集，必要时要与病理科医生、放射科医生协同实施。穿刺的路径、部位要包含在以后手术切除的范围内。

【鉴别诊断】

首先要鉴别肿瘤为良性还是恶性，其次就要区分是原发性肿瘤还是继发性肿瘤。良性骨肿瘤起病缓慢，症状轻微，病灶区域骨质破坏较轻，往往存在与正常骨的硬化分界，骨膜反应不明显。恶性骨肿瘤起病较快，病情发展迅速，局部疼痛、肿胀、包块生长快，可在早期形成远隔转移。继发性骨肿瘤往往都是恶性，以骨转移瘤为最多见，由原发性骨的良性肿瘤恶变的较少。骨转移瘤有原发脏器的肿瘤史，以骨质破坏引起的疼痛、病理性骨折为主要表现，良性骨肿瘤恶变者，局部病程较长且症状在短时间内明显加重,局部包块迅速增大为特征。

【治疗】

1. 手术治疗

手术是治疗骨肿瘤的主要方法,肿瘤的彻底切除和肢体功能重建,是确保手术成功的关键。手术的方式要根据肿瘤的外科分级进行,并且要严格遵循其原则。

2. 化学治疗

术前化疗不仅能够杀灭肿瘤细胞,缩小肿瘤组织,减少术中出血,更重要的是可以通过手术标本肿瘤坏死率的检查,判断化疗敏感性,提示肿瘤预后。当肿瘤坏死率＞90％,表明肿瘤对化疗敏感,可明显提高手术成功率,提高5年生存率。如果肿瘤坏死率＜90％,也就是有10％以上的肿瘤细胞生存,其结论正相反。

3. 放射治疗

主要适用于对放疗敏感的肿瘤,可以杀灭肿瘤,对无法切除的晚期肿瘤和转移瘤也有一定的治疗作用。

4. 中药治疗

中药治疗骨肿瘤,对于增强体质、提高抗病能力、改善全身和各脏腑功能、攻伐邪毒等均有良好作用。恶性骨肿瘤的局部变化和全身影响错综复杂。治疗时应正确处理好"攻与补""治标与治本"的关系。

(1)早期 正气尚充者,应综合各种抗癌疗法,以攻为主,攻中有补,用蟾酥丸、抵当丸或大黄䗪虫丸,痛甚可用抗癌止痛散。

(2)中期 正盛邪实者,或肿瘤截肢者,应攻补并重,用抗癌止痛散等。

(3)晚期 正虚邪实者,应先补后攻,气血两虚者,用消癌片、补益消癌汤、当归鸡血藤汤。脊柱肿瘤并发下肢瘫痪者可用神农丸等。

【防护与调护】

(1)改善症状,提高疗效,延长生存期。

(2)减轻放疗、化疗的毒副反应。

(3)促进骨髓造血功能。

(4)注意饮食调养,清洁卫生,增强体质,保持愉悦情绪,提高机体的抗病能力。

(5)在工作及生活环境中消除或减少化学、物理及生物等致癌因素对身体的影响。

(6)对久病卧床不起者,应注意防止发生褥疮,对止痛类药物的应用,如吗啡类、杜冷丁(哌替啶)等,应预防成瘾,可与其他止痛药交替使用。

参考文献

［1］黄桂成,王拥军.中医骨伤科学［M］.4版.北京:中国中医药出版社,2016.

［2］王拥军,冷向阳.中医骨伤科学临床研究［M］.2版.北京:人民卫生出版社,2016.

［3］王和鸣.中医骨伤科学［M］.北京:中国中医药出版社,2017.

［4］周忠民,方家选.中医骨伤科学［M］.北京:中国中医药出版社,2015.

［5］黄桂成,王庆普.中医正骨学［M］.北京:人民卫生出版社,2012.

［6］赵文海,詹红生.中医骨伤科学［M］.2版.上海:上海科学技术出版社,2020.

［7］李波,卢勇.中医骨伤科学［M］.北京:科学出版社,2018.

［8］施杞,王和鸣.中医骨伤科临床研究［M］.北京:人民卫生出版社,2010.

［9］唐镇江,王琦,包可.中医骨伤科学［M］.北京:科学出版社,2019.

［10］董福慧.尚天裕实用中医骨伤科学［M］.北京:中国中医药出版社,2013.

［11］刘钟华,赵长伟,闻辉.中医骨伤科学［M］.北京:科学出版社,2018.

［12］张文信.中医骨伤科学［M］.北京:中国中医药出版社,2015.

［13］张安桢.中医骨伤学［M］.上海:上海科学技术出版社,2014.

［14］何孝国,曹建斌.中医骨科学［M］.北京:中国科学技术

出版社,2007.

　　[15]韦以宗.现代中医骨科学[M].北京:中国中医药出版社,2004.

　　[16]何世超,邱寿良.临床中医骨科学[M].北京:中国医药科技出版社,2007.

　　[17]肖正权.现代中医骨科学[M].北京:中医古籍出版社,2003.

　　[18]荆兆峰,王万守,林庆波,等.骨科诊疗与中医康复[M].济南:山东大学出版社,2011.

　　[19]伊茂奎.临床中医骨科诊治精要[M].天津:天津科学技术出版社,2018.

　　[20]李崇鑫.实用中医骨科诊疗技巧[M].长春:吉林科学技术出版社,2016.

　　[21]田桂昌.中医骨科疾病诊治基础与临床[M].延吉:延边大学出版社,2017.

　　[22]郭宁.骨科与中医诊疗[M].昆明:云南科技出版社,2018.

　　[23]李同朝,吴辉坤,方丁,等.临床骨科与中医康复[M].北京:科学技术文献出版社,2017.

　　[24]张淑云.临床骨科与中医骨伤护理[M].天津:天津科学技术出版社,2017.

　　[25]孟和,席大民.骨科中西医结合的科学与文化意义[J].医学与哲学,1996(03):125-128.

　　[26]周庆振.老年骨性关节炎的中医骨科康复疗效[J].中国现代药物应用,2017,11(05):177-179.

　　[27]李世澎.老年骨性关节炎应用中医骨科康复治疗的临床效果分析[J].中国现代药物应用,2017,11(22):187-188.

　　[28]彭家全.骨性关节炎中医骨科康复疗效研究[J].世界最新医学信息文摘,2017,17(24):8-9.

　　[29]段凤义,林楠.骨科发展应走中西医结合之路[J].中国卫生产业,2016,13(22):136-138.

[30]杨锋,陈晓丽,潘晓丽.中医骨伤科学的研究现状与展望[J].中医药管理杂志,2015,23(09):8-10.

[31]姚长风,白良川,唐巍.中医骨伤学科发展的几点思考[J].中国中医药现代远程教育,2014,12(01):3-6.

[32]彭亦良,杨渝勇,曹兴,等.中医骨伤科临床决策的分析与反思[J].中国中医骨伤科杂志,2016,24(01):75-77.

[33]邓真,牛文鑫,王辉昊,等.生物力学在中医骨伤手法治疗颈椎病中的应用[J].医用生物力学,2015,30(06):569-573.